上海老年教育

上海市老年教育普及教材
上海市学习型社会建设与终身教育促进委员会办公室

老年人皮肤病100问

（第二版）

科学出版社
北京

上海市老年教育普及教材编写委员会

顾　　问：袁　雯
主　　任：李骏修
副 主 任：俞恭庆　刘煜海　庄　俭　陈跃斌
委　　员：夏　瑛　符湘林　王莳骏　李学红
　　　　　沈　韬　曹　珺　吴　强　熊仿杰
　　　　　阮兴树　郭伯农　包南麟　朱明德
　　　　　李亦中　张主方

本书编写组

编　　著：王宏伟

丛书策划

朱岳桢　杜道灿

前　言

　　根据上海市老年教育"十二五规划"提出的实施"个、十、百、千、万"发展计划中"编写100本老年教育教材，丰富老年学习资源，建设一批适合老年学习者需求的教材和课程"的要求，在上海市学习型社会建设与终身教育促进委员会办公室、上海市老年教育工作小组办公室和上海市教委终身教育处的指导下，由上海市老年教育教材研发中心会同有关老年教育单位和专家共同研发的"上海市老年教育普及教材"，共100本正式出版了。

　　此次出版"上海市老年教育普及教材"的宗旨是编写一批能体现上海水平的、具有一定规范性、示范性的老年教材；建设一批可供老年学校选用的教学资源；完成一批满足老年人不同层次需求的、适合老年人学习的、为老年人服务的快乐学习读本。

　　"上海市老年教育普及教材"的定位主要是面向街（镇）及以下老年学校，适当兼顾市、区老年大学的教学需求，力求普及与提高相结合，以普及为主；通用性与专门化相兼顾，以通用性为主。编写市级普及教材主要用于改善街镇、居村委老年学校缺少适宜教材的实际状况。

　　"上海市老年教育普及教材"在内容和体例上尽力根据老年人学习的特点进行编排，在知识内容融炼的前提下，强调基础、实用、前沿；语言简明扼要、通俗易懂，使老年学员看得懂、学得会、用得上。教材分为三个大类：做身心健康的老年人；做幸福和谐的老年人；做时尚能干的老年人。每个大类包涵若干教材系列，如"老年人万一系列"、"中医与养生系列"、"孙辈亲子系列"、"老年人心灵手巧系列"、"老年人玩转信息技术系列"等。

"上海市老年教育普及教材"在表现形式上，充分利用现代信息技术和多媒体教学手段，倡导多元化教与学的方式，创新"纸质书、电子书、计算机网上课堂和无线终端移动课堂"四位一体的老年教育资源。在已经开通的"上海老年教育"App上，老年人可以免费下载所有教材的电子版，免费浏览所有多媒体课件；上海老年教育官方微信公众号"指尖上的老年学习"也已正式运营，并将在2015年年底推出"老年微学课堂"，届时我们的老年朋友可以在微信上"看书"、"听书"、"学课件"。

"上海市老年教育普及教材"编写工作还处于起步阶段，希望各级老年学校、老年学员和广大读者提出宝贵意见。

上海市老年教育普及教材编写委员会
2015年6月

编者的话

　　据上海市民政局、上海市老龄办、上海市统计局联合发布的上海市老年人口统计情况显示，截至2012年12月31日，本市户籍60岁及以上的老年人口占全市户籍总人口的25.7%，达367.32万人。其中，70岁以上人口占46%。人的寿命延长了，是个可喜现象，但许多老年人带病生活的状态告诉我们，老年人需要延长寿命，但更需要的是提高生命质量。因此，对老年人及其家庭来说，就要充分重视对疾病的防控，增强自身的健康意识，掌握保健知识，做到防病于未然，治病于早期，不死于无知，从而使人口老龄化提升到健康老龄化。

　　近年来，上海的健康教育工作内容丰富，亮点突出，富有成果。2012年，上海市民健康素养的总体具备率已经达到了14.38%，列全国前茅。2013年上海市卫生局局长徐建光提出"2013年卫生部门还要促进与多部门合作和交流，完善健康教育的工作网络，拓展健康教育工作领域，增加健康教育的覆盖面"。策划并出版本套以老年人为读者对象的"老年人常见病100问"丛书，正是上海市教委参与市民健康教育，促进健康老龄化的公益性举措，是上海健康教育工作的一个组成部分。

在本套丛书的策划和编写过程中，民盟上海市委给予了大力的支持和帮助，民盟市委社会服务部和民盟上海申康医院发展中心委员会邀请和组织了上海部分市属医院的专家在百忙之中承担了书稿的撰写工作，这里谨致以崇高的敬意和衷心的感谢。

健康教育工作是一项长期的系统工程，需要理论的探索和实践的总结，我们希望本套丛书的出版，能对老年人增加健康知识，提高疾病防控能力，提升生命质量起到积极的促进作用。

医生简介

王宏伟 主任医师、教授 复旦大学附属华东医院皮肤科主任，主要从事老年皮肤病学及皮肤病治疗领域的研究，特别是疑难性皮肤病和皮肤肿瘤诊疗。任民盟上海市委医疗卫生委员会委员，中华医学会皮肤病性病学分会皮肤组织病理学组委员；中国麻风协会理事，上海麻风协会理事；上海市皮肤病性病学会委员；上海市中西医结合皮肤病学会委员；上海市中医药学会皮肤科分会委员；上海市医学会激光医学分会光动力学组委员；上海市皮肤科临床质量控制中心专家委员；教育部"国家科技奖励"评审专家；上海市卫生科技评审专家；《中华皮肤科杂志》《中华临床医师杂志》审稿人，《临床皮肤科杂志》特约撰稿人和审稿人，《皮肤病与性病》《老年医学与保健》杂志编委，《皮肤科世界报告》杂志病理栏目主持人。发表文章90余篇，其中SCI 20篇，科研课题18项，国家级继续教育项目10项。获上海科技成果5项、科技进步奖2项、国家专利3项。

专家门诊：周五上午，复旦大学附属华东医院；周四全天，复旦大学附属华东医院闵行分院。

特需门诊：周二、周三，复旦大学附属华东医院。

目 录

3 老年皮肤求诊指南 87

1

认识老年人皮肤病

皮肤病学是研究皮肤及其相关疾病的科学，其内容不仅包括正常皮肤及附属器官的结构和功能，还涵盖各种皮肤及附属器官相关疾病的病因、发病机制、临床表现、诊断、治疗和预防等。

临床医学领域中，皮肤病学与其他学科不同，具有其特殊性，皮肤是人体最大的器官，其总重量约占个体体重的16%，成人皮肤总面积约为1.5 m^2。皮肤具有屏障、吸收、感觉、分泌、排泄、调节体温、物质代谢、免疫等功能。仅屏障功能就有与我们的健康息息相关，耳熟能详的各种防御功能，可抵御各种物理、化学性刺激和损伤，防御微生物侵害，防止体内水分和营养物质的丢失等，可谓是人体第一道外围生理防线。皮肤病种类繁多，目前命名的具有不同临床特点的皮肤病多达2 000余种。任何一种外部因素的改变均能对皮肤造成影响，皮肤还与机体内部其他系统和脏器之间也存在紧密联系，内部疾病也能通过皮肤的异常表现出来，如有些顽固的皮肤瘙痒常与肝肾疾病或糖尿病有关。所以，皮肤科也是患病人数和医院就诊人次最多的科室之一，其中老年皮肤病患者占很大比例，这主要与老年人皮肤特点有关。

本书主要介绍老年人多发并具有代表性和特殊性的皮肤病，重点介绍疾病的病因、临床表现、注意事项和治疗原则。关于皮肤病的治疗，不建议自己按图索骥、生搬硬套地去自行处理，应得到正规医院的明确诊断，并在医生的指导下进行治疗。

1.1　病毒性皮肤病

1.1.1　病毒疣

病毒疣是由人类乳头瘤病毒所引起的表皮良性赘生物，临床上常见的有寻常疣、跖疣、扁平疣及尖锐湿疣等。老年人以寻常疣多见，好发于手指、手背、甲缘、足部或头皮，皮损为针尖至豌豆大，半圆形或多角形丘疹，表面粗糙呈花蕊状或刺状，呈灰黄、污褐或正常肤色，触之较硬，一般无自觉症状，偶有压痛。由于本病是病毒感染所引起，具有一定的传染性，平时切勿自行抠抓或治疗，正规治疗一般会采用激光、微波或冷冻等。

1.1.2 带状疱疹

带状疱疹是由水痘–带状疱疹病毒引起，多侵犯单侧周围神经，以带状分布成群小水疱为特征并伴随明显神经痛的一种皮肤病。好发于成年人，发病率随年龄增大呈显著上升趋势。疱疹初起时常在肋间神经、颈神经、三叉神经和腰骶神经支配区域出现不规则或椭圆形红斑，数小时后在红斑上发生水疱，逐渐增多并能合为大疱，严重者可为血疱。数日后，疱液混浊而逐渐吸收、结痂，1~2周脱痂，皮损多沿某一周围神经呈带状排列，一般皮损不超过身体中线。老年人皮肤损害一般在4~6周，有超过8周者。但带状疱疹神经痛为本病特征，老年人疼痛尤为明显，可持续数周或数月不等。临床上也有一些特殊类型，如眼带状疱疹、耳带状疱疹、出血性带状疱疹、坏疽性带状疱疹和泛发性带状疱疹等，部分患者在皮损消退后仍有长期神经痛，被称为带状疱疹后遗神经痛。带状疱疹宜进行早期、足量的抗病毒治疗；外用药物早期红斑水疱期宜外用炉甘石洗剂，后期皮损破溃、结痂期宜外用新霉素或莫匹罗星软膏，结合物理治疗可缓解疼痛、促进水疱干涸结痂。

1.2 细菌性皮肤病

1.2.1 丹毒

丹毒是由乙型溶血性链球菌通过皮肤和黏膜细微损伤侵入感染引起。足癣、趾甲真菌病、小腿湿疹和溃疡、挖鼻孔等均可诱发本病。丹毒好发于老年人小腿或颜面部，它起病急，潜伏期2~5天。前驱症状有突然发热、寒战、不适和恶心。数小时到1天后出现边界清楚的水肿性红斑，患处皮肤温度增高、紧张、有触痛或灼痛，并出现硬结和非凹陷性水肿，可有不同程度的高热等全身中毒症状和附近淋巴结肿大，血常规检查白细胞总数升高。下肢反复发作可致淋巴管受阻，淋巴液回流不畅，形成下肢象皮肿。乳腺癌患者腋部淋巴结清扫术后由于淋巴瘀滞，也易反复发生丹毒。丹毒宜进行早期、足量、高效的抗生素治疗。青霉素为首选用药，青霉素过敏者可选用红霉素或喹诺酮类药物。

1.2.2 类丹毒

类丹毒是由类丹毒杆菌感染所引起的急性皮肤炎症。此菌可引起动物急性传染性疾病，也可传染给人。这种疾病的发生与不小心被鱼刺或骨头刺破感染有关，通常发生于右手，潜伏期1~5天。初起时患处疼痛，可有轻微发热、头痛及全身酸痛等症状，数日后皮疹出现，损害为边界清楚的局限性肿胀，红或紫红色肿块，边缘部分稍高起，不化脓，也不破溃，可有水疱。自觉瘙痒或刺痛，若波及手指，常因肿胀、压痛不能自由屈伸。偶有水疱、坏死，局部灼痛或痒感，伴淋巴结肿大或低热。治疗同"丹毒"。接触肉类及鱼类时应防止刺破及切伤皮肤,做好肉质品加工及水产部门的卫生防疫工作均有利于预防本病的发生。

1.3 真菌性皮肤病

1.3.1 手足癣

手足癣是由红色毛癣菌等皮肤癣菌感染手、足部位皮肤引起,表现为手、足皮肤红斑、水疱、脱屑、瘙痒等,临床上根据患者不同表现分为水疱鳞屑型、角化过度型、浸渍糜烂型。本病主要通过接触传染,用手搔抓足癣部位,与患者共用拖鞋、洗脚盆或浴室、浴巾等,也可通过日常生活如做饭、洗衣、带孩子等传染其他人。所以,手足癣患者的治疗要及时、彻底,要注意个人卫生习惯。治疗以外用药物治疗为主,而且要坚持用药,一般需要1~2个月的疗程。角化过度型或外用药疗效不佳者可考虑内服药物。

1.3.2 甲真菌病

甲真菌病俗称灰指甲,是由各种真菌引起甲板或甲下组织感染的统称。甲癣特指由皮肤癣菌所致的甲感染。甲真菌病多由手足癣直接传染,手足癣患者中约有50%患者伴有甲真菌病,患病率随年龄增加而升高,老年人患病率极高。虽然甲真菌病属浅部真菌病,尚不危及全身健康,但甲真菌病具有传染性,可通过日常生活的密切接触而传染他人。临床上根据真菌侵犯甲的部位和程度不同,分为白色浅表型、远端侧位甲下型、近端甲下型、全甲毁损型。因药物不易进入甲板且甲生长缓慢,故治疗较为困难。对浅表和单纯远端损害,可先尽可能剪去病甲,再外用30%冰醋酸溶液或3%~5%碘酊,直至新甲生成为止;亦有一些新型制剂,如环吡酮、阿莫罗芬甲涂剂,但价格较贵。内服药物需足够的疗程和定期肝功能监测,40%尿素软膏封包使病甲软化剥离,再外用抗真菌药物是治疗甲真菌病一种安全有效的方法。

1.4 昆虫性皮肤病

1.4.1 虫咬皮炎

虫咬皮炎为螨虫、蚊、臭虫、跳蚤等昆虫叮咬引起,会有皮肤过敏和炎症反应。其共同特点为叮咬部位有叮咬痕迹和水肿性红色皮疹,有时中心可形成水疱或淤血点,常伴有瘙痒。治疗以外用含有糖皮质激素类止痒药物为主,更重要的是改善和消毒个人生活环境,避免与宠物、家禽接触,换季时节的衣物需要先洗晒消毒。

1.4.2 疥疮

疥疮是有疥螨寄生皮肤引起的传染性皮肤病,易在集体宿舍、养老院或家庭中发生传播和流行。疥螨好侵入皮肤薄嫩处,如指缝、手腕、脐周、小腹及外生殖器部位,表现为丘疹、丘疱疹及隧道,奇痒难忍,尤以夜间为甚。由于老年人皮肤反应能力弱,疥疮表现多不典型,多表现为皮肤干痒,臀部或阴囊处形成疥疮结节。一旦确诊疥疮应立即隔离,与其接触者也应同时治疗。以外用药物治疗为主,对严重瘙痒者可辅以镇静止痒药睡前服用。外用药除头面部位以外,需全身涂药,每日1~2次,连续用药3天为一疗程。一次未愈者需间隔1周后重复使用。用药期间不洗澡、不换衣物,以保持药效,治疗结束后方可洗浴,并煮沸消毒衣服和寝具。

1.5　皮炎和湿疹

1.5.1　接触性皮炎

接触性皮炎是指皮肤黏膜接触外界某些物质后,主要在接触部位发生的炎症反应性皮肤病。引起本病的物质主要有动物性、植物性和化学性物质三大类,其中尤以化学物质致病为多见。根据其发病机制通常可将接触性皮炎分成两类,即变态反应性接触性皮炎和刺激性接触性皮炎。变态反应性接触性皮炎是由于接触致敏原后激发的T细胞介导的皮肤迟发型变态反应,所接触物质多为小分子化学物质,本身无刺激性,人群中只有少数已致敏者接触后才会发病。本病有一定潜伏期,从数小时至数十天不等,一般再次接触多在24~48小时发病。自觉瘙痒剧烈,有烧灼感或胀感,全身症状常不明显。病程多急性,经过有自限性,去除病因、处理得当,1~2周可痊愈,但再接触可再发。如反复接触或处理不当,可转为亚急性或慢性皮炎,做斑贴试验有助于确定致敏原。原发刺激性接触性皮炎是由刺激物直接损伤皮肤细胞所致。刺激物本身对皮肤有刺激或毒性作用,任何人接触后均可发病。其程度与刺激物的化学性质、浓度、接触时间及范围有关。接触性皮炎需寻找病因、去除病因,一旦确诊应避免再次接触致敏原及其结构类似物。彻底清洗接触部位,避免热水、肥皂、搔抓等刺激。局部治疗要根据皮损炎症情况选择适当外用药物及剂型,口服抗组胺类药或小剂量糖皮质激素等。外用药物中有红汞、碘酊、清凉油、磺胺及抗生素外用制剂等。

1.5.2 郁积性皮炎

郁积性皮炎又称为静脉曲张性湿疹，一般情况下皮损主要发生于小腿及足踝部，表现为小腿下1/3部位皮肤红斑、肿胀、糜烂、渗出及色素沉着，伴有不同程度的下肢静脉曲张。因初期症状不明显而常被忽视，结果使水肿加重，继发性细菌感染，最后形成溃疡。患者需要卧床休息、抬高患肢，外用药物依据患者的不同临床表现来选择不同剂型的治疗药物，局部激光照射可促进创面愈合，对治疗无效或反复发作者可行静脉曲张根治手术。

1.5.3 湿疹

湿疹是由多种内、外因素引起的，但确切病因多不清楚。内部因素与遗传个体易感性、耐受性、慢性感染病灶、内分泌及代谢改变等有关。外部因素可能与气候环境变化如干燥、潮湿、高温、寒冷等刺激；与饮食不当如食入辛辣食物、鱼虾、牛羊肉等；与生活环境如吸入花粉、尘螨等；还可能与接触各种化学物质有关。老年人皮肤敏感性增高，多不能耐受这种刺激。根据病程和临床特点可分为急性、亚急性和慢性湿疹。急性湿疹发病急，皮损以丘疱疹、水疱、糜烂、渗出为主要表现，常呈对称分布，以头面、四肢和外阴部好发，在病程发展中，红斑、丘疹、水疱、脓疱、糜烂、结痂等各型皮疹可循序出现，但常有2~3种皮疹同时并存或在某一阶段以某型皮疹为主，常因剧烈瘙痒而经常搔抓，使病情加重。亚急性湿疹多由急性湿疹炎症症状减轻后，皮疹以丘疹、鳞屑、结痂为主，但搔抓后仍出现糜烂。慢性湿疹多因急性或亚急性湿疹反复发作演变而成，亦可开始即呈现慢性炎症，以苔藓样皮肤肥厚为主，病程迁移日久。湿疹病情易反复发作，常伴有明显瘙痒。治疗上需注意避免各种可疑致病因素尽可能找出可能的病因,并加以去除。有过敏体质的人,除了在衣食住行等方面尽量避免接触容易引起过敏的物质外,还应避免搔抓、开水烫洗、肥皂擦洗、饮酒及辛辣食物等,以免加重湿疹的病情。生活要规律,注意劳逸结合,衣着宜宽松,减少化纤及毛织品直接接触,刺激皮肤。湿疹患者可内服抗组胺药物,外用药需遵医选择不同药物和不同剂型施治。

1.6 荨麻疹和药疹

1.6.1 荨麻疹

荨麻疹俗称"风疹块",是由于皮肤、黏膜小血管反应性扩张及渗透性增加而产生的一种局限性水肿反应。多数患者不能找到确切原因,可能与一些食物、药物、感染、各种物理因素、动物及植物因素、精神因素、内脏和全身性疾病有关。临床分为急性和慢性荨麻疹。急性荨麻疹起病急,常突然出现皮肤瘙痒,在瘙痒部位出现大小不等、圆形或不规则的红色风团,数小时风团逐渐变为红斑并完全消退,此起彼伏,反复发生。严重者可有心慌、恶心、呕吐、腹痛、呼吸困难等症状。病程超过6周以上者称为慢性荨麻疹。还有一些特殊类型荨麻疹,如皮肤划痕症、寒冷性荨麻疹、日光性荨麻疹等。治疗以抗过敏及对症处理为主,如使用抗组胺药物或维生素C和钙剂降低血管通透性,有感染者可选用一些抗生素。外用药物可选择炉甘石洗剂等。

1.6.2 药疹

药疹亦称药物性皮炎,是药物通过口服、注射、吸入、栓剂、外用药物吸收等各种途径进入人体后引起的皮肤黏膜炎性反应。随着各种新药的不断出现和老年人多种疾病并发，使用药物品种及使用概率增加，发生药疹的机会亦增多。药疹表现多种多样，病情轻重不一，严重者可累及多个系统，甚至危及生命。药疹的发生与个体的敏感性和药物本身因素有关，不同的药物发生药疹的机会和危险性不同，如阿莫西林、氨苄西林与头孢菌素类相比更易过敏。临床上易引起药疹的药物有抗生素类药、解热镇痛药、镇静催眠药及抗癫痫药、异种血清制剂及疫苗类、各种生物制剂等。临床上分固定型药疹、荨麻疹型药疹、麻疹型或猩红热型药疹、湿疹型药疹、紫癜型药疹、多形红斑型药疹、大疱性表皮松解型药疹、剥脱性皮炎型药疹、痤疮型药疹、光感型药疹等。所以在用药过程中必须注意用药前需要了解自己的药物过敏史，避免滥用药物，尽量减少用药品种，如用药期间出现不明原因的瘙痒、红斑、发热等症状，应立即停用可疑药物，及时就诊。

1.7　物理性皮肤病

1.7.1　皮肤光老化

光老化皮肤与自然衰老皮肤相比症状更严重、发展更迅速，主要表现为皮肤较深的皱纹，灰黄色色素沉着（老年斑）或毛细血管扩张。光损伤的程度取决于皮肤颜色和光暴露的程度，深色皮肤中黑色素多，黑色素作为一种天然遮光剂能吸收紫外线，对光老化的抵抗力比浅色皮肤更强。皮肤衰老致表皮、真皮组织结构异常，影响细胞的代谢活性，进而影响皮肤的各种功能，例如皮肤的屏障功能、感觉功能、免疫功能、体温调节功能和创伤修复功能都会受到影响。老年人表皮更新较年轻人皮肤下降了30%~50%,角质形成细胞的脂质合成能力下降也减缓了角质层更新,使皮肤表面更加粗糙、屏障破坏。表皮层更新缓慢使老年人皮肤伤口愈合缓慢、创伤修复功能受到影响。受皮肤衰老的影响,真皮胶原含量下降,导致真皮变薄,弹性蛋白纤维变细、变少,引起衰老皮肤的弹性下降,黏多糖减少,使真皮及表皮的水结合能力下降,皮肤含水量减少,真皮细胞外基质结构完整性遭到破坏,引起血管壁结构改变、脆性增加,导致老年人的皮肤易擦伤。由于老年人皮肤衰老细胞增殖和转移能力减弱,细胞外基质生成量减少,角质层更新率减慢,外加生长因子水平下降,老年人皮肤衰老往往并发创伤愈合延迟。皮肤衰老除了影响人外貌外,还会引起DNA损伤,引起皮肤癌或癌前病变。皮肤鳞癌和基底细胞癌的发生都与紫外线照射密切相关。

1.7.2 手足皲裂

手足皲裂是指由多种原因引起的手足部皮肤干燥和裂隙。即是一种独立的疾病,也是一些皮肤病的伴随症状。由于手掌和脚底部位皮肤角质层较厚和生理上缺乏皮脂腺,局部皮肤容易干燥、脱屑、角化过度,使皮肤失去弹性而变硬、变脆,加之局部皮肤过度的牵拉、伸张最终导致皮肤皲裂。本病好发于冬季,常见于老年人,多发于手指尖、手掌、指趾关节面、足跟、足跖外侧,皮损多沿皮纹方向或沿足跟边缘呈放射状开裂,可伴有局部皮肤疼痛和出血。依裂缝深浅程度分为三度:一度仅达表皮,无出血、疼痛等症状;二度深入真皮浅层而有轻度疼痛,不引起出血;三度深入真皮及皮下组织,常引起出血及疼痛。手足皲裂还可继发于某种皮肤病,如掌跖角化症、慢性湿疹、接触性皮炎、手足癣、冻疮等。手足皲裂的预防措施非常重要。冬季应注意手足皮肤的保暖，气候干燥时要外涂油脂以保护、滋养皮肤，尽量减少局部摩擦刺激和化学刺激，可外用10%~20%尿素霜或水杨酸、维A酸软膏，严重者可先用温水浸泡手足，再用刀片或修脚工具将增厚的老皮削薄，然后用药。

1.8 瘙痒性皮肤病

1.8.1 老年皮肤瘙痒症

老年皮肤瘙痒症是一种仅有皮肤瘙痒而无原发性皮损的皮肤病，分为全身性瘙痒症和局限性瘙痒症。全身性瘙痒症老年人最常见的因素是皮肤干燥，其他的因素有神经精神因素、系统性疾病、药物、食物、气候变化、工作和居住环境、生活习惯、贴身衣物等均可引起皮肤瘙痒。局限性瘙痒症常见的原因与局部真菌、滴虫感染、衣物刺激、药物刺激及肛周疾病等有关。表现为痒无定处，程度不尽相同，可奇痒、刺痒、烧灼或蚁走感，常为阵发性，以夜间为重。局部瘙痒多发生在外阴、阴囊、肛周等部位，情绪波动、温热变化、衣服摩擦刺激等可引起瘙痒发作或加重。由于瘙痒，常引起抓痕、结痂或继发各种皮肤感染。治疗上需明确有无系统性疾病并及时治疗，避免搔抓、洗烫等局部刺激，禁食刺激性食物。外用药物可用止痒剂、润肤剂或糖皮质激素药膏，口服抗过敏止痒药物。

1.8.2 结节性痒疹

结节性痒疹多与过敏反应、神经因素、精神因素、螨虫、胃肠道功能紊乱和内分泌障碍有关，好发于四肢，尤其是小腿伸侧。

结节性痒疹表现为红褐色坚实丘疹、结节,甚至疣状增生,常散在分布数十到上百个损害,自觉剧烈瘙痒,难以忍受,常由于剧烈搔抓导致皮损表面组织缺损、血痂或肥厚。治疗可口服抗组胺药、镇静催眠类药物或普鲁卡因静脉封闭、小剂量糖皮质激素,外用止痒消炎为主,可应用糖皮质激素和角质剥脱剂,封包可增加疗效。紫外线疗法对顽固性损害常有效。

1.9 红斑鳞屑性皮肤病

银屑病俗称牛皮癣,是一种常见的慢性复发性炎性皮肤病,与遗传因素和环境因素等多种因素有关。根据银屑病的临床特征,可分为寻常型、关节病型、脓疱型和红皮病型,其中以寻常型最为常见。其他类型多由于外用刺激药物、治疗不当等因素诱发而成。寻常型主要表现为红色丘疹或斑丘疹,上覆白色鳞屑,刮之具有典型的蜡滴现象、薄膜现象、点状出血。银屑病皮损一般冬重夏轻,长年不愈,根据病情发展可分为进行期、静止期和退行期。急性点滴状银屑病长于咽喉部链球菌感染有关。治疗中禁用刺激性强的外用药,以及可导致严重不良反应的药物,以使病情加重或向其他类型转变。应针对不同的病因、类型、病期给予相应的治疗,同时应注重心理治疗。治疗时应避免诱发或加重因素如上呼吸道感染、劳累、精神紧张等。光化学疗法(PUVA)、UVB光疗是近年新兴的有效治疗方法。

1.10 皮肌炎

皮肌炎是一种主要累及皮肤和横纹肌的自身免疫性结缔组织

病，与自身免疫、感染、肿瘤、遗传有关，具有皮炎和肌炎症状。皮肌炎可单独存在或与系统性红斑狼疮、硬皮病、类风湿等其他自身免疫性疾病重叠存在。典型的皮肤表现为上眼睑紫红色斑片、指指关节、掌指关节伸侧扁平紫红色丘疹，头皮、胸前V字区红斑等。肌炎表现为受累肌群无力疼痛，常侵犯四肢近端肌群、肩胛带肌群、颈部和咽喉肌群，表现为举手、抬头、起立、下蹲、吞咽困难和声音嘶哑，严重可累及呼吸肌和心肌。约20%成人患者合并各类恶性肿瘤，40岁以上发生率更高。患者血清肌酶、肌电图和肌肉活检均出现异常。急性期应卧床休息，加强营养，避免日晒，注意保暖，积极排查恶性肿瘤，慢性期加强功能锻炼。药物治疗以糖皮质激素和免疫抑制剂等为主。

1.11 大疱性皮肤病

大疱性类天疱疮是一种好发于中老年人的自身免疫性表皮下大疱病，患者血清中多存在抗基底膜带自身抗体，多见于60岁以上的老年人。皮损好发于躯干及四肢屈侧。典型的皮损为张力性的厚壁大疱，在正常皮肤或红斑基础上发生，水疱呈圆形或椭圆形，直径大多在1cm左右，也可如鸽蛋般大小。疱壁较厚，不易破溃，挤压水疱并不向周围扩展(尼氏征阴性)。水疱内容物大多清亮，少数为血性，继发感染则疱液呈脓性。水疱破溃后成为糜烂面，上附结痂，较易愈合。早期皮损可仅表现为水肿性的红斑，易误诊为多形红斑或药疹。约半数患者有口腔黏膜的损害，表现为口腔上颚黏膜，颊黏膜等的水疱或糜烂面。在疾病早期一般不影响全身健康状况。治疗需加强支持疗法，给予富于营养易消化的饮食，对大疱数量较多的患者给予补充血浆或白蛋白，预防和纠正低蛋白血症。局部防止水疱糜烂面所造成的继发皮肤感染，治疗关键在于糖皮质激素等免疫抑制剂的合理应用。由于患者多为老年人，因此在治疗中须注意观察和预防糖皮质激素的不良反应。

1.12　血管性皮肤病

1.12.1　色素性紫癜性皮肤病

色素性紫癜性皮肤病是一种红细胞外渗所致的疾病，可能与毛细血管壁病变有关，体位的重力作用和静脉压升高是重要的局部诱发因素，某些药物如硫胺类、阿司匹林等也可引诱发疾病。根据临床特点可分为进行性色素性紫癜性皮病、毛细血管扩张性环状紫癜、色素性紫癜性苔藓样皮炎，均好发于中老年人。进行性色素性紫癜性皮肤病初起为群集的针尖大红色瘀点，后密集成片并逐渐向外扩展，中心部转变为棕褐色，但新瘀点不断发生，散在于陈旧皮损内或其边缘，呈现辣椒粉样斑点。皮损数目不等，好发于胫前区，呈现对称性色素沉着性斑片，常无自觉症状，有时可轻度瘙痒。病程慢性，持续数年可自行缓解。毛细血管扩张性环状紫癜初起为紫红色环状斑疹，直径1~3 cm，边缘毛细血管扩张明显，出现点状、针头大红色瘀点。损害中央部逐渐消退，周边扩大呈现环状、半环状或同心圆样外观。皮损颜色可为棕褐、紫褐或黄褐色，好发于小腿伸侧，可自然消退，但其边缘可再发新疹，反复迁延数年。色素性紫癜性苔藓样皮炎为细小铁锈色苔藓样丘疹，伴紫癜性损害，融合呈境界不清的斑片或斑块，有红斑、鳞屑及不同程度瘙痒，最常发生于小腿，亦可累及腿、躯干及上肢。病程持续数月或数年。治疗以口服维生素C、复方芦丁片为主，有瘙痒者可加服抗组胺药物或外用糖皮质激素药膏。

1.12.2　变应性血管炎

变应性血管炎是比较常见的一种疾病,以下肢发生红斑、结节为主,可有压痛和伴有紫癜、紫癜性丘疹、风团、丘疱等皮损,严重者在紫癜及紫癜性斑丘疹上发生血疱、坏死和溃疡、关节肌肉疼痛和不规则的发热等症状,也有系统型变应性血管炎可累及多脏器受损,甚至危及生命。根据不同原因及症状进行积极治疗,由于患者下肢疲乏无力、肌痛、关节痛及肿胀,应卧床休息,提高患肢以降低静脉水压对病变的影响,控制病毒或细菌感染灶如上呼吸道感染,可用抗生素治疗。为了防止抗体产生,减少免疫复合物形成,减少炎症反应,可服用糖皮质激素或非甾体抗炎药物。

1.13　皮肤附属器官疾病

1.13.1　脂溢性皮炎

脂溢性皮炎是一种发生于头面及胸背部皮脂溢出较多部位的慢性炎症性皮肤病,与遗传性皮脂溢出体质、糠秕马拉色菌感染、精神、饮食、嗜酒等因素有关。皮疹好发于头皮、眉部、眼睑、鼻及两旁、耳后、颈、前胸及上背部肩胛间区、腋窝、腹股沟、脐窝等皮脂腺分布较丰富部位,表现为上述部位出现红色或黄红色斑片,表面覆油腻鳞屑或结痂,伴头发油腻,易发生毛囊炎和疖肿。这类患者需生活规律,睡眠充足,限制多脂和多糖饮食,多吃水果和蔬菜,忌食酒、辛辣刺激性食物,避免各种机械性刺激,少用热水和碱性大的肥皂洗浴。外用药以抗真菌复方制剂为主。

1.13.2　酒渣鼻

酒渣鼻是一种发生在颜面中部以皮肤潮红、毛细血管扩张及丘疹、脓疱为主要表现的慢性皮肤病，与精神因素、嗜酒、辛辣食物、高温或寒冷刺激、颜面血管运动神经失调、胃肠功能紊乱、内分泌失调及毛囊蠕形螨感染有关。大多数为中老年人患者，可分为三期。红斑期表现为鼻部、两颊、前额、下颏等部位对称性红斑，尤其是在刺激性饮食，外界温度突然改变及精神兴奋时更为明显，自觉灼热，鼻翼、鼻尖及面颊等处出现表浅树枝状的毛细血管扩张，使面部持久性发红，常伴毛囊口扩大及皮脂溢出。丘疹脓疱期表现为在红斑的基础上成批出现针头至绿豆大小丘疹、脓疱、结节，毛细血管扩张更为明显。鼻赘期表现为鼻尖肥大，形成大小不等的紫红色结节状隆起，其表凹凸不平，毛囊口明显扩大，皮脂分泌旺盛，毛细血管显著扩张。治疗时需要去除病灶，纠正胃肠功能，调整内分泌，生活规律，劳逸结合，避免过冷、过热刺激，精神紧张，忌饮酒及辛辣食物，避免长时间日光照射。避免使用糖皮质激素制剂，可以使用复方硫磺洗剂、2.5%的硫化硒洗剂、1%甲硝唑霜等。口服药物可用维生素B族药物，对于镜检有较多毛囊虫的患者，可用甲硝唑片，炎症明显的可服用四环素。

1.14　色素性皮肤病

1.14.1　老年性白斑

老年性白斑又称为特发性点状色素减少症，为皮肤老化的表现之一，因局部黑色素细胞减少引起。本病属老年性皮肤变性，是随着年龄增长，皮肤中黑色素细胞数逐渐减少所致。本病常见于50岁以上者，临床表现主要是在胸、背、腹等部位皮肤上出现大米粒至绿豆大小的圆形白色斑点，数目不一，但形态较为一致，表面稍微凹陷，常随年龄增长而数目增多，无任何自觉症状，易被误诊为白癜风。由于老年性白斑属皮肤退化现象，对健康无碍，单个皮损也不会扩大，可不必治疗。

1.14.2　白癜风

白癜风是一种常见的后天性色素脱失性皮肤黏膜病，与自身免疫、黑色素细胞自毁、神经化学因子、遗传等因素有关。具有遗传素质的个体在多种内外因素的激发下，出现免疫功能、神经、精神、内分泌及代谢等多方面的功能紊乱，导致酪氨酸酶系统抑制或黑色素细胞破坏，最终使患病处色素脱失。全身任何部位皮肤均可发生，如颜面部、颈部、手背、腰部、前臂及腰骶部等，口唇、阴唇、龟头、包皮内侧黏膜亦可累及，部分患者白斑沿神经节段单侧分布，少数患者皮损遍布全身。皮损初发时为一片或几片色素减退斑，境界不清，逐渐扩大为境界清晰的色素脱失斑，呈乳白色，大多数患者无自觉症状，病程慢性迁延。本病治疗比较困难，皮损面积小，发生在曝光部位的早期损害治疗效果较好。早期应积极治疗，最好采用综合治疗，疗程至少3个月。全身泛发者，可采用光化学疗法，即应用口服药物后配合长波紫外线照射，新近发展的窄波紫外线治疗局限性或泛发性白癜风，一般需治疗20~40次以上可有明显疗效。自体表皮移植术适用于局限型、节段型的静止期患者，可将自体黑色素细胞移植到脱色区，以达到色素恢复的目的,该法缺点是费用较高,伴随一定的失败率,部分患者再生色素颜色分布不均。对泛发进展期损害,尤其在应激状态下皮损迅速发展及伴有自身免疫性疾病者,系统使用糖皮质激素有较好疗效。

1.15　遗传性皮肤病

掌跖角皮病是一组以掌跖部弥漫性或局限性角化过度为特征的遗传性皮肤病,为常染色体显性遗传。有许多不同的临床类型,常见的有弥漫性掌跖角皮病和点状掌跖角皮病。前者主要表现为界限清楚的淡黄色坚硬角化斑块,蜡样外观,边缘常呈淡红色,掌跖可单独或同时受累,通常无自觉症状,有时可伴有瘙痒、触痛或疼痛性皲裂,冬季尤为明显。点状掌跖角皮病为掌跖部位散发角化性丘疹,多数呈圆形或卵圆形,皮色或黄色,散在分布或排列成线状或片状。获得性掌跖角皮病和症状性掌跖角皮病应加以鉴别,前者常为成年期发病,无明显家族史,少数为特发性,多数为系统疾病或药物引起,常见的有更年期角皮病、进行性指掌角皮病等。在角化型手足癣、慢性湿疹、银屑病、毛发红糠疹或毛囊角皮病中,掌跖角皮病可作为该疾病的一个皮肤表现,称为症状性掌跖角皮病。治疗可局部应用20%的尿素霜、0.1%~0.5%的维A酸霜或用15%水杨酸软膏封包软化角质后,继之用糖皮质激素封包可提高治疗效果。

1.16　营养与代谢障碍性皮肤病

1.16.1　烟酸缺乏症

烟酸缺乏症是烟酸缺乏所致的以皮肤黏膜、胃肠道及神经系统症状为主的慢性全身性疾病。当前本病的发生主要见于严重嗜酒、偏食以及患有慢性胃肠道疾病者，此外某些慢性疾病如肝硬化、肺结核等也可引起烟酸缺乏症。临床上皮肤黏膜损害最典型，常夏季发作或加剧，冬季减轻或消退，对称累及曝光部位和摩擦受压部位的皮肤黏膜。皮损初期为水肿性鲜红色斑，类似晒斑，自觉瘙痒、灼热。数周或数月后变为暗红、褐红甚至褐黑色，反复发作者表现为浸润肥厚、皮纹加深、粗糙、脱屑、皲裂、萎缩等。消化系统损害多伴有胃酸减少或缺乏，常出现食欲减退、恶心、呕吐、消化不良、腹胀、腹痛、腹泻等症状；神经系统损害以神经衰弱综合征最为常见，也可表现为精神症状如抑郁、谵妄，严重者可发展为痴呆症。结合血清烟酸水平和尿烟酸排泄量等减少可作出诊断。治疗时需去除病因，补充富含烟酸和色氨酸的食物，避免日晒。

1.16.2　皮肤淀粉样变病

皮肤淀粉样变病是指在组织病理学上表现为淀粉样蛋白沉积于正常皮肤中而不累及其他器官的一种慢性皮肤病。临床以苔藓状淀粉样变和斑状淀粉样变最为常见，苔藓状淀粉样变好发于双侧胫前，也可发生在臂外侧和腰背部。早期皮损为针头大小褐色斑点，后逐渐增大形成半球状、圆锥形或多角形丘疹，质硬，正常皮色、淡红色或褐色，表面多光滑发亮，有时可见少许鳞屑、角化过度或粗糙，自觉剧烈瘙痒。斑状淀粉样变多发生于肩胛间区，也可累及躯干和四肢，皮损为褐色、灰色或蓝色色素沉着，一般无自觉症状或轻度瘙痒。本病尚无特效疗法，瘙痒明显者可口服抗组胺药，局部糖皮质激素封包或皮损内注射可缓解症状，0.1%维A酸外用可有一定疗效。

1.17 良性皮肤肿瘤

1.17.1 色素痣

　　色素痣（痣细胞痣）为人类最常见的良性皮肤肿瘤。痣细胞通常要经过发展、成熟和衰老等不同阶段，并随着年龄增长逐渐由表皮移入真皮。可发生于身体任何部位的皮肤和黏膜。皮损为扁平或略隆起的斑疹或斑丘疹，也可呈半球状、乳头瘤状或有蒂，表面光滑，可有或无毛发，数目可单一、数个或数十个。因痣细胞内色素种类及含量不同，皮损可呈棕色、褐色、蓝黑色或黑色，无色素皮损多呈皮色。根据痣细胞在皮肤内的位置不同，可分为交界痣、混合痣和皮内痣。色素痣一般不需要治疗。先天性色素痣；发生在掌跖、腰周、腋窝、腹股沟等易摩擦部位的交界痣、混合痣；色素痣如果出现以下恶变体征，如体积突然增大、颜色变黑或呈斑驳状、表面出现糜烂、溃疡、出血或肿胀、自觉疼痛或瘙痒、周围出现卫星病灶等应考虑手术切除。

1.17.2 老年疣

　　老年疣在医学上称脂溢性角化病，为老年人最常见的良性表皮增生性肿瘤，可能与日晒、慢性光老化、慢性炎症等刺激有关。皮损好发于颜面、手背、胸、背等处，亦见于四肢等其他部位。初期皮损为一个或数个淡黄或浅褐色的扁平丘疹，圆形、卵圆形或不规则形，境界清楚，表面呈颗粒状，直径 1cm 左右，以后缓慢增大，变厚，数目增多，颜色变深，呈褐色甚至黑色疣状丘疹或斑块，通常难以自行消退，呈良性经过，恶变者极少。一般不需治疗，必要时可用冷冻、激光或电烧灼疗法或手术切除，并组织病理学检查以确诊。

1.17.3　老年性血管瘤

老年性血管瘤又称樱桃样血管瘤，为老年人最常见的血管瘤。皮损可发生于身体各处，以躯干部为主，手、足或颜面少见。皮损表现为樱桃红色，直径为1~5mm的丘疹，高出皮面1~2mm，半球状，质地软。数目多少不等，随年龄增长而增多，无自觉症状。本病对健康无影响，局部治疗效果好，可采用各种激光治疗。

1.17.4　老年性皮脂腺增生

老年性皮脂腺增生是老年皮肤正常皮脂腺增多所致的一种良性肿瘤，病理组织中表现为皮脂腺肥大，腺体呈多叶性，每一叶又分为许多小叶，类似葡萄串状。多见于50岁以上的中老年人皮损，主要发生在颜面部，以额面部、眶下部和颊部为多，损害为单个或数个散在的绿豆至黄豆大小丘疹，呈淡黄色或黄色，顶部略呈脐窝状，质软。本病无明显自觉症状，一般无需治疗。如有治疗需求，可用激光术或电离子治疗。

1.18　恶性皮肤肿瘤

1.18.1　光化性角化病

光化性角化病是长期日光暴露所引起的一种癌前期病变，电离辐射、热辐射、紫外线、沥青、煤焦油产物等也可引发本病。多累及经常日晒的中老年人，白种人发病率较高，好发于暴露部位。皮损为淡褐色或灰白色的圆形或不规则角化性斑丘疹，直径0.5~1cm，境界清楚，呈单发或多发，表面覆盖干燥粘连性鳞屑，厚薄不等，不易剥离，周围有红晕，偶见角化明显、增厚呈疣状，无自觉症状或轻痒。皮损发生部位多有明显的日光损伤，表现为干燥、皱缩、萎缩和毛细血管扩张，也常伴发老年性雀斑样痣，未经治疗约20%患者可发展为鳞状细胞癌，但通常不发生转移。对皮损单一或数目少者，可应用液氮冷冻、电烧灼、激光等治疗，但有一定的创伤和副反应，多发性或大面积皮损可局部外用0.1%维A酸霜、1%~5% 5-氟尿嘧啶软膏或溶液，口服阿维A酯等。光动力疗法是一种新兴安全有效的治疗方法。

1.18.2 鲍恩病

鲍恩病亦称原位鳞状细胞癌，为发生于皮肤或黏膜的表皮内鳞状细胞癌，与长期接触砷剂或慢性日光损伤有关，也可能与病毒感染有关，中老年人较多，好发于颜面、躯干及四肢远端，亦可累及口腔、鼻、咽、女阴和肛门等黏膜处。皮损为孤立性境界清楚的暗红色斑片或斑块，圆形、匐行形或不规则形，大小为数毫米至十余厘米不等，缓慢增大，表面常有鳞屑、结痂和渗出，除去鳞屑和结痂可露出暗红色颗粒状或肉芽状湿润面，少数亦呈多发性。无明显自觉症状，偶有瘙痒或疼痛感，约5%的患者可演变为鳞状细胞癌。最有效的治疗方法为手术切除，较小皮损可采用电烧灼、冷冻或激光治疗，亦可外用咪喹莫特霜或5-氟尿嘧啶软膏，光动力疗法亦有一定疗效。

1.18.3　Paget病

Paget病又名湿疹样癌，多认为起源于乳腺导管及顶泌汗腺导管开口部原位癌，并从该处向下沿乳腺导管及腺上皮扩展，最终可侵入结缔组织，向上则扩展到表皮内而形成Paget病皮损。乳房Paget病几乎均累及妇女，好发于单侧乳房和乳晕部，平均发病年龄为55岁，罕见于男性乳房。皮损初发为鳞屑性红斑或斑块，常伴有湿疹化，呈表浅糜烂，渗出或结痂，常伴发乳腺癌，可有腋窝淋巴结转移。乳房外Paget病可累及两性，好发于外阴、阴囊、会阴、肛周等部位，皮损面积较大，呈界限清楚的红色斑片或斑块，表面呈湿疹样、糜烂、渗出或结痂，常伴痛痒感。乳房外Paget病一般较乳房Paget病预后好，但也可并发真皮内侵袭性癌。由直肠腺癌扩展到肛周皮肤或由宫颈癌扩散到外阴部者称为继发性乳房外Paget病，预后不良。乳房Paget病可进行乳房次全切除术，如伴发乳房内肿块，可进行乳房根治术，乳房外Paget病应进行广泛深切除，以免复发。

1.18.4　基底细胞癌

基底细胞癌又称基底细胞上皮瘤，好发于老年人的曝光部位，特别是颜面部，皮损常单发，但亦有散发或多发。好发于颜面部，特别是颊部、鼻旁沟、前额等处，皮损初期为灰白色或蜡样小结节，质硬，缓慢增大并出现溃疡，绕以珍珠状向内卷曲的隆起边缘。临床上可分为结节溃疡型、表浅型、硬皮病样型或硬化型、色素型、纤维上皮瘤型，其中结节溃疡型最为常见。治疗时，应根据年龄、皮损大小和部位加以综合考虑，理想疗法为手术切除或切除后植皮，建议应用Mohs外科切除技术。不能手术的患者可应用光动力疗法、放射疗法、电烧灼、激光、冷冻等治疗，局部外用维A酸霜、咪喹莫特、5–氟尿嘧啶软膏等有一定疗效。

1.18.5　鳞状细胞癌

紫外线照射、放射性（热辐射）损伤、化学致癌物（砷、煤焦油和木馏油等）、病毒感染、某些癌前期皮肤病（日光角化病、黏膜白斑、砷角化病等）、某些慢性皮肤病（慢性皮肤溃疡、慢性骨髓炎、红斑狼疮、萎缩硬化性苔藓等）、某些遗传因素均可诱发或继发鳞状细胞癌。本病临床好发于老年人的曝光部位皮肤，皮损初期常为小而硬的红色结节，境界不清，易演变为疣状或乳头瘤状，表面可有鳞屑，中央易发生溃疡，溃疡表面呈颗粒状，易坏死、出血，溃疡边缘较宽，高起呈菜花状，质地坚实有恶臭。继发于放射性皮炎、焦油性角化病、瘢痕者转移远高于继发于日光损害者，发生于口唇、阴茎、女阴和肛周处的皮损也易发生转移。治疗时应彻底，以免发生转移。可根据肿瘤的大小、组织分化程度、患者的年龄和身体状况等选择治疗方法，以手术切除为佳，也可应用光动力疗法、维A酸、干扰素、电烧灼等治疗，放射疗法仅对部分患者有效。

1.18.6　黑色素瘤

黑色素瘤又称恶性黑色素瘤，来源于黑色素细胞，是恶性程度较高的恶性肿瘤，多发生于皮肤，亦可见于皮肤黏膜交界处、眼脉络膜和软脑膜等处。本病与长期紫外线照射密切相关，部分患者由恶性雀斑样痣、发育不良性痣细胞痣、先天性痣细胞痣等演变而来，外伤、病毒感染、机体免疫功能低下等也可能与本病的发生、发展有关。临床上分为肢端雀斑样痣黑色素瘤、恶性雀斑样痣黑色素瘤、结节性黑色素瘤、表浅扩散性黑色素瘤，其中最常见的为肢端雀斑样痣黑色素瘤，多由肢端雀斑样痣发展而来，好发于掌跖、甲及甲周区。皮损表现为色素不均匀、边界不规则的斑片，若位于甲母质，甲板及甲床可呈纵行带状色素条纹。此型进展快，常在短期内增大，发生溃疡和转移，存活率仅为11%~15%。恶性雀斑样痣黑色素瘤好发于老年人的曝光部位，常由恶性雀斑样痣发展而来。皮损为淡褐色或褐色不均匀的色素性斑片，伴有暗褐色或黑色小斑点，边缘不规则。结节性黑色素瘤好发于头颈及躯干部、足底、外阴、下肢等处，皮损初起为蓝黑色或暗褐色隆起性结节，沿水平和垂直方向迅速增大成乳头瘤状、蕈样，可形成溃疡。表浅扩散性黑色素瘤由表浅黑色素瘤发展而来，好发于躯干和四肢。手术切除为治疗原发性黑色素瘤的理想疗法，可采用术中淋巴结定位或区域选择性淋巴结切除。已转移患者可采用化疗或联合化疗，肢端黑素瘤可采用局部灌注化疗。放射疗法对缓解内脏及中枢神经系统转移灶的压迫症状有一定疗效，亦可缓解骨转移所致的疼痛。

2

老年人皮肤病知识100问

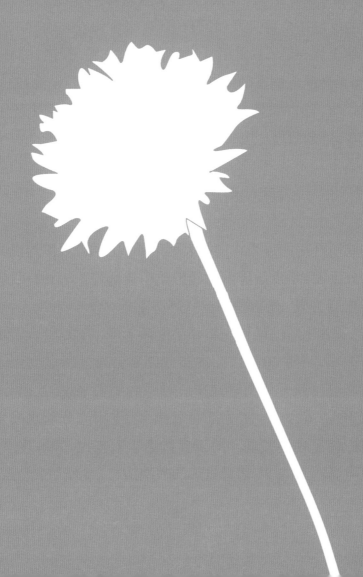

2.1 老年人洗头有讲究吗？

头发和皮肤一样，依据皮肤皮脂分泌量和含水量决定了头发属干性、中性和油性三种类型。老年人的头发和头部皮肤均较年轻人脆弱，所以在洗头时需要注意轻轻揉搓，避免用力搔抓。和保养皮肤一样，洗发用品对头发养护非常重要，洗发可以清除头发和头皮上的鳞屑、油腻和污垢，给予头皮良性刺激，起到类似按摩的作用，有利于头发的生长，洗发前应先梳理一下头发，防止洗发时头发打结，减少头发损伤折断。洗发水温以40~45℃为宜，洗发后用干燥的毛巾包住全部头发，轻轻按压以吸干头发表面的水分，然后让其自然干燥，最好不要用电吹风来干燥头发，损伤发质，造成头发干枯、无光泽。洗发的周期根据头发类型而定，干性和中性头发宜一周一次，油性头发洗发周期应缩短2~3天，夏季出汗多，皮脂分泌旺盛，可酌情增加洗头次数。

2.2 老年人洗澡有讲究吗？

皮肤所分泌的皮脂在皮肤表面形成皮脂膜，可滋养皮肤、减少皮肤水分丢失，是皮肤屏障功能重要组成部位，一旦过度清洗就可能造成皮脂丢失、皮脂膜和皮肤屏障功能破坏。青年人油脂分泌最旺盛，随着年龄的增长皮脂分泌逐渐下降，男女下降程度和时间也有所差异，男性70岁之前皮脂分泌不会发生明显变化，女性闭经后皮脂分泌就开始明显减少。对于老年人来说，皮脂分泌功能可减少40%~60%，油脂分泌明显减少，皮脂成分随之发生改变，皮肤屏障修复功能减弱。对于多数老年人来说，在寒冷季节洗澡的次数应当适当减少，切忌过热的水洗浴，减少使用肥皂或沐浴露次数。因为冬季天气干燥，皮肤所含水分和分泌的油脂都较少，过度的洗澡会导致皮肤屏障功能减弱，皮肤失去皮脂和水分的滋养，产生皮肤干燥、脱屑、敏感和瘙痒等症状。在高温季节可以适当增加洗澡的次数，在汗腺分泌较为旺盛的部位如腋窝、腹股沟等区域可以适当用一些香皂或沐浴露。洗澡时，水温应控制在40~45℃为宜，在洗完澡后建议涂擦一些保湿润肤霜，防止皮肤干燥带来的不适，腋窝、腹股沟等皱褶处可外用一些爽身粉，保持局部干燥，避免皮肤浸渍和细菌、霉菌滋生。

2.3 老年人贴身衣物为何强调全棉、柔软和本色?

皮肤不仅可以防止体液散失和阻止外界有害物质的入侵，而且还可以感受各种刺激，参与全身各种机能活动并维持内环境的稳定。目前还发现皮肤是一个重要的免疫器官，机体可以通过皮肤免疫来清除外界的各种有害物质，但在一些特定情况下，也可诱发各种皮肤炎症反应，导致皮肤发生各种皮疹和皮肤瘙痒。随着年龄的增加，皮肤的防御功能减弱，容易发生各种皮肤过敏反应。当贴身衣物为化纤、粗糙或含有较多染色剂时，皮肤接触过敏原的概率和刺激会大大增加，通过皮肤的吸收功能就可诱发各类皮肤过敏，因此对于老年人来说，贴身衣物最好为全棉、柔软和本色。

2.4 老年人患皮肤病,饮食有何讲究?

要依据老年人所患皮肤病的性质来分析判断与饮食的关系，对于可以引起或诱发皮肤病的饮食我们需加以防范，但也不可盲目、随意地忌口。因为老年人的饮食习惯和营养吸收功能会影响整个皮肤健康，盲目地忌口会导致营养与代谢障碍性皮肤病。对待湿疹、荨麻疹等过敏性皮肤病需当心鱼、虾、蟹等海产品；对脂溢性皮炎、酒渣鼻、毛囊炎等毛囊皮脂腺疾病要避免刺激性、高热量饮食，如饮酒、吃辣、甜点、油腻饮食等；糖尿病患者血液和皮肤内的糖量较高，易致皮肤各种感染，这类患者需注意控制饮食和糖的摄入。有些皮肤病是由于缺乏营养引起，这些患者不但不能忌口，还需要补充相应的营养，如缺乏维生素A就会出现皮肤干燥、脱屑、粗糙、缺乏光泽等，这些患者应多吃胡萝卜、动物肝脏、菠菜、黄花菜等；缺乏维生素B_2可引起脂溢性皮炎、口角炎、口腔溃疡、视物模糊、阴囊湿疹等，这些患者应多食奶类制品、动物肝肾、蛋黄、香菇等；缺乏维生素C可引起齿龈肿胀、出血，皮下瘀点、关节及肌肉疼痛，严重缺乏者可引起坏血病，这些患者应多吃各种绿叶蔬菜和水果，如柑橘、番茄、山楂、猕猴桃等。

2.5　老年人晒太阳的学问

老年人晒太阳有很好的保健作用，能补充维生素D，促进钙的吸收，强身健体。不过，太阳光包括可见光、紫外线和红外线，其中大部分为可见光，穿透力强但能量小，对人体影响很小；红外线能量大，但在大气中被气体和水分子反射或散射；短波紫外线可完全被大气层中的臭氧所吸收，对人体几乎没有影响，而中波和长波紫外线对人体健康有一定的影响。长波紫外线可以穿透表皮达到真皮上部，作用于血管和其他组织，促使皮肤颜色变深。中波紫外线主要由表皮吸收，可引起皮肤红斑、促进皮肤增生和维生素D合成。也正因为如此，很多老年人存在这样一个误区，喜欢晒太阳或在阳光下聊天、下棋等。其实紫外线是一把双刃剑,多晒太阳也会诱发很多皮肤问题,如皮肤加速老化和诱发一些皮肤肿瘤,因此晒太阳也不应矫枉过正,有皮肤光老化和日光性角化病者平时还需要注意适当防护紫外线,尽量减少阳光照射。

2.6 紫外线与皮肤癌有关系吗?

可以肯定地说,长期过度的紫外线照射是导致皮肤癌发生的罪魁祸首。日光中诱发皮肤癌的光谱波长为240~320nm,主要为UVB段,其致癌的机制主要与紫外线对人DNA分子损伤以及人对DNA损伤修复能力密切相关,如果DNA损伤修复能力不足,就会使损伤的DNA在修复过程中发生突变而发生皮肤肿瘤。紫外线所导致的DNA损伤是一个长期积累的过程,所以老年人发生皮肤癌的概率要比年轻人高得多。

2.7 黄色人种的皮肤癌发病率为什么低于浅色人种?

这是因为黄色人群皮肤细胞内黑色素量较多,而白色人种肤色白皙,细胞内含有的黑色素较少。因此白色人种对中波紫外线相当敏感,一旦长时间暴露在阳光下就会造成皮肤日晒伤,表现为皮肤红斑、轻度水肿、灼热等。如果长期持续地暴晒,就会导致皮肤出现光老化,增加皮肤恶性肿瘤的发生率。在黑色素的保护下,黄种人较白种人对日光的敏感程度要轻很多,不容易被晒伤和发生皮肤癌。但黄种人由于细胞内黑色素作用活泼,因此日晒容易引起皮肤晒黑。不同的皮肤对日光反应的差异是由人种和光线类型决定的。皮肤癌的发生率随人口平均年龄升高而上升,中国已步入老龄化社会，皮肤癌的发生率也将随之上升。所以老年人群更需时刻注意对紫外线的防护，预防发生皮肤癌。

2.8 为何老年人频发药物性皮炎？

药物性皮炎俗称药物过敏，是常见的一种过敏性皮肤病。引起过敏的常见药物有以下四类：① 解热镇痛类，如阿司匹林，酚氨咖敏等；② 磺胺类，如复方磺胺甲噁唑片；③ 抗生素类，如青霉素、头孢类等；④ 安眠镇静药，如巴比妥类。老年人随着年龄的增长，身体的健康状况相对年轻时明显降低，容易发生高血压、心脏病、糖尿病、肝肾疾病、关节炎及各种感染，所以药物的使用概率比年轻人高，而且有时需联合用药，这不仅增加老年人发生过敏的机会，同时联合用药也会增加药物之间的相互作用，会使一些原本单独使用时不过敏的药物产生过敏现象。另外，老年人肝肾代谢功能和排泄能力的降低，可导致药物在体内长期蓄积，增加了药物之间相互作用的时间。相对于年轻人，药物性皮炎容易发生于老年人，所以老年人要尽可能减少用药及用药的数量，避免药物所造成的肝肾损伤或药物过敏。

2.9 糖尿病老人如何进行皮肤护理？

糖尿病是一种临床常见的老年病。由于老年人各组织器官功能减退，免疫功能低下，在患糖尿病时，体内糖、脂肪、蛋白质代谢紊乱，易导致周围神经病变，如患者肢体远端感觉障碍、组织缺血，出现皮肤组织营养代谢障碍、皮肤溃疡和感染等疾患。高血糖状态下，细菌从破损的皮肤入侵后，组织液中的高糖分将成为细菌、霉菌等微生物上好的培养基,微生物过度繁殖会加重或延迟伤口愈合。当然控制好血糖是皮肤护理的前提,一旦皮肤出现瘙痒,尽量不要去抓,防止抓破皮肤引起感染,如果出现皮肤破损,一定要及时清创、消炎包扎、防止伤口感染。糖尿病老年患者还容易患各种真菌性皮肤病,如手足癣、股癣、体癣等,平时要做好皮肤清洁卫生,注意保持皱褶部位皮肤干燥,规范、足量、足疗程的使用一些抗真菌药物彻底杀灭真菌。

2.10 长期卧床的老年人皮肤如何护理?

长期卧床的老年人由于活动的受限,不能自己随意地变换体位,局部组织会受到长期压迫,造成局部组织血液循环障碍、缺血、缺氧而发生褥疮。做好此类老年人皮肤护理工作,需做好以下几个方面的活动。① 勤翻身,每两小时一次,必要时一小时一次,翻身时切忌拖、拉、推等动作,因为皮肤脆弱或水肿部位易造成破损。② 勤擦洗,防止患者的汗液、排泄物对皮肤的刺激,保持清洁,促进血液循环。可早、晚各擦身一次,每次大小便后用温水擦洗臀部和会阴部。擦洗完可在患者的皮肤皱褶处撒上一些爽身粉,保持皮肤干燥,若皮肤干燥有脱屑者,可涂皮肤保湿剂,以免干燥、皲裂。③ 勤按摩,防止身体一些骨突处受压,发生血液循环障碍。在褥疮的好发部位,如腰骶尾部、髋关节部、足跟等部位用50%乙醇或红花酒局部按摩,每次5~10分钟,也可用棉圈垫垫于受压部位下面,但要注意观察长期接触棉圈垫处皮肤是否潮红,是否需要移动一下棉圈位置或给予局部皮肤的按摩。④ 勤整理,防止一些异物损伤皮肤,由于卧床患者生活和活动都在床上进行,难免有一些碎屑会掉在床上,需要时刻清理,并保持床单的平整、干净、舒适。⑤ 勤更换弄脏的床单和潮湿的衣物。⑥ 鼓励患者多进食营养丰富的食物，如不能进食者可采用鼻饲或静脉输液的方法，以保证足够的营养供给，增加身体抵抗力。

2.11 老年人为何易患 "老烂脚"？

俗称的 "老烂脚" 是指一种好发生于老年人下肢、近脚踝部位的湿疹，表现为小腿下1/3部位皮肤红斑、肿胀、糜烂、渗出及色素沉着，多伴有下肢不同程度的静脉曲张，所以医学上又称为静脉曲张性湿疹或郁积性湿疹。由于老年人下肢的长期站立和负重，使下肢静脉曲张、淤血、静脉压增高、毛细血管通透性增加，纤维蛋白原漏出后形成管周纤维蛋白鞘，阻碍了氧气弥散和营养物质的输送，造成局部组织缺乏营养，加之内踝部位皮肤组织较薄，易造成外伤或感染引起局部组织的不愈合和深在性溃疡。由于这种下肢郁积性湿疹与下肢的静脉曲张所导致的局部组织营养缺乏有关，所以治疗起来也十分困难。需要患者卧床休息、抬高患肢，经常局部清创换药和局部激光照射以促进局部组织营养代谢和创面愈合，对治疗无效或反复发作者可做静脉曲张根治手术。

2.12 "老烂脚" 治疗为何有难度，能预防吗？

"老烂脚" 是指下肢静脉性溃疡，是下肢静脉疾病常见的临床表现。过去人们对下肢静脉病认识不足，往往与血栓闭塞性脉管炎混为一谈，使得治疗不规范或背上 "可能截肢" 的沉重心理负担。其实，只要平时积极地预防，注意下肢的劳逸结合，避免久站或久坐，经常让下肢抬高，以促进血液回流，还是能够很好地预防下肢静脉曲张。对于已存在下肢静脉曲张者，要避免皮肤出现破损，及时发现和处理皮肤外伤，做好皮肤伤口的消毒和清理，防止继发感染和"老烂脚"的发生。

2.13 维生素与人体皮肤有什么关系？

皮肤是人体健康的一面镜子，一个具有良好营养的健康人，皮肤应是光滑、丰腴、富于弹性，有光泽，而体弱多病、营养不良的人，其皮肤则表现为苍白或灰暗无光，易生黑斑、暗疮、皱纹和皮肤松弛等，显得比同龄人衰老。膳食中如能均衡营养，吸收足量的维生素和碳水化合物，就可保持肌肤的健康美丽。维生素A可使人的皮肤柔润、眼睛明亮，减少皮脂过度的溢出，使皮肤富有弹性；如果膳食中缺少维生素B_1，除导致人体易感疲劳、抵抗力降低外，皮肤也易发生干燥、脱屑和皱纹；维生素B_2缺乏，可发生口角炎和脂溢性皮炎、粉刺及色斑等；维生素C可清除毒素，促进胶原合成，具有较强的抗氧化作用，可以降低黑色素生成与代谢；维生素E具有保持皮肤弹性、抗氧化物侵蚀和防止皮肤细胞早衰的作用。

2.14 必需的微量元素对人体皮肤的作用是什么？

微量元素对人体健康有着举足轻重的作用。如镁元素是构成体内多种酶的重要来源。尽管镁在人体中的含量微乎其微，可缺乏镁元素人们就会精神疲惫、面黄肌瘦、皮肤粗糙，甚至情绪不稳定，面部和四肢肌肉出现颤抖。锌是人体中很重要的微量元素之一，主要集中在肝、肌肉和皮肤之中。当锌缺乏时，会引起食欲减退、免疫功能低下、眼睛呆滞无神、皮肤粗糙易感染、贫血、视力下降、毛发枯燥，甚至引起肝脾肿大和发育缓慢。铁元素在成人体内含3~5克，其中60%~70%存在于血液中的血红蛋白内。缺铁常常会导致贫血，给整个身体带来麻烦以致发生头晕、心慌、体力下降、记忆力减退、注意力不集中、抗病能力低下等症状。铜含量在体内减少时，会影响铁的吸收，导致铁的利用障碍，最终发生缺铁性贫血。铜还与人体皮肤的弹性、润泽有密切的关系。铜缺乏时，会引起皮肤干燥粗糙、面色苍白、免疫力下降，甚至影响生育功能。

2.15 困扰日久的老年瘙痒症应注意什么？

老年瘙痒症是由于老年人皮肤退行性萎缩、干燥，皮脂腺功能减退，皮脂不能与水形成完好的保护和滋养的皮脂膜所引起的最为常见的皮肤疾患。尤其在寒冷季节夜间脱衣入睡时，洗热水澡或使用碱性大的肥皂后瘙痒加剧，表现为单纯瘙痒而无皮疹。因此，老年瘙痒症患者在日常皮肤护理中要尽可能地减少洗澡次数，避免过度使用肥皂或者沐浴露，洗澡时不能过度烫洗，洗完澡后养成外抹保湿润肤霜的好习惯，可减少皮肤瘙痒的发生。另外，长期以来许多人形成一种错误观念，认为皮肤瘙痒随意买一些市售的药膏涂就行，殊不知大部分此类药膏含糖皮质激素，短期的使用还不会出现问题，但长期使用就会产生各种激素的副反应。也有一些患者会凭自己的经验或听到、看到的一些所谓的偏方、验方来擦洗身体，这些做法存在着很大的风险，因为老年患者本身皮肤屏障功能较差，乱用偏方擦洗，极易导致皮肤过敏和皮肤保护屏障丧失，加剧皮肤瘙痒或诱发更严重的皮肤病。在治疗瘙痒症时，我们一般建议单纯地使用一些止痒的药膏，如樟脑霜等，严重者可考虑口服一些止痒的药物,切忌自己乱用药物。

2.16 老年人外阴瘙痒常见原因有哪些?

老年人常常会被难以忍受的外阴瘙痒所困扰,给健康和生活带来影响。老年人外阴瘙痒是什么原因引起的呢?诸如一些疥疮、虱病、真菌感染和接触性皮炎等常见的瘙痒性皮肤病可累及外阴产生瘙痒,内科疾病如慢性肝病、胆道疾病、肾脏病、肿瘤、糖尿病等都也可引起外阴局部瘙痒。老年糖尿病患者,外阴瘙痒可能是糖尿病本身的特有表现或先驱症状。因此,老年人外阴瘙痒需进行尿的糖定性和血的糖耐量试验检查,以早期发现和早期预防糖尿病。精神因素如情绪紧张、失眠常常会与外阴瘙痒同时存在和相互影响。物理和生理因素,外阴及其周围皮肤出汗过多、湿热、浸渍等,局部接触的各种生活用品如清洗外阴过多使用有刺激的肥皂或消毒液,穿着化纤紧身的内裤、上厕所后使用粗糙劣质的卫生纸等都有可能引起外阴瘙痒。另外,外阴或肛门的分泌及排泄物如得不到及时清除也会促成和加剧外阴瘙痒症的发生,所以做好个人外阴部位的清洁卫生也是预防老年人外阴瘙痒必不可少的。

2.17 老年人使用外用药时要注意什么?

很多老年人皮肤出现问题都习惯自行在家涂药,结果越涂越糟,耽误病情的同时也给医生诊断带来了困难。皮肤科很多疾病都要使用外用药,正确的局部外用药物治疗不仅包括选择合适的药物,而且还要考虑患处皮肤面积大小、受累皮肤状况、恰当药物剂型,如油膏、霜剂、洗剂等,给药方法和给药时间等。要使药物能够发挥最大疗效,不良反应降到最小,一般需遵循以下几大原则:① 正确判断病因,选择正确的药物。如细菌感染性皮肤病选用抗生素药物,真菌感染性皮肤病选用抗真菌药物,皮炎湿疹类变态反应疾病选用抗过敏药物等;② 根据皮损的特点选择合适的剂型。如有水疱、糜烂、渗出时选用溶液剂湿敷,皮肤浸润肥厚、苔藓化,选用软膏或硬膏等;③ 根据皮损的部位、范围、机体的反应来选择用药。如头皮一般选用药水、黏膜部位一般选择温和性药物等;④ 了解外用药物正确使用方法和注意事项,同一种药物使用方法不同,作用及效能亦不同。如软膏、霜剂可外涂,也可封包以提高治疗疗效,水溶液可以湿敷,也可用于清洗,有些外用药涂抹一段时间要擦掉或洗掉,否则可能有局部刺激或其他影响。

2.18 老年人药物代谢的特点?

老年人各个脏器组织功能逐渐减退,因此,药物在体内的整个代谢过程,如吸收、分布、代谢、排泄等都与青年人存在着一定的差异。首先老年人的胃黏膜上皮细胞数量减少和胃肠道血流量减少,使有效吸收面积和吸收量减少;其次,老年人总体水分较年轻人减少10%~15%,而脂肪比年轻人增加10%~20%,因此水溶性的药物在血浆中浓度上升,脂溶性药物积存增多,释放减慢;最后老年人的血清白蛋白较年轻人减少18%~20%,因此与白蛋白结合的药物成分相应减少,而游离的活性药物相应增加,可使药物作用过强而发生药物的不良反应。肝脏是药物在体内代谢的主要器官,因老年人肝脏血流量及细胞数均较年轻人低,药物在肝脏中的代谢过程变慢。肾脏是药物最重要的排泄途径,肾功能随着年龄的增长而减退,影响着药物的清除,可使许多药物及其代谢产物排泄受限,可致蓄积而产生药物的毒副作用。所以,临床上要结合老年人特殊体质和药物代谢特点给予合理、科学的用药。

2.19 如何正确认识糖皮质激素?

糖皮质激素对人体蛋白质、糖、脂肪、水、电解质代谢及多种组织器官的功能有着重要作用,具有抗炎、抗过敏和抑制免疫等多种药理作用,在皮肤科临床应用非常广泛,可治疗各种过敏性疾病、自身免疫性疾病等。糖皮质激素在维持人类生命健康方面功不可没,但也需清醒地认识到过度使用或不合理使用糖皮质激素也会带来诸多不良反应。老年人在使用糖皮质激素时易发生高血压和骨质疏松,尤其是更年期后的女性更易发生骨质疏松。对有心脏病或急性心力衰竭、糖尿病、憩室炎、情绪不稳定和有精神病倾向、全身性真菌感染、青光眼、肝功能损害、眼单纯性疱疹、高脂蛋白血症、高血压、甲状腺功能减退症、重症肌无力、骨质疏松、胃溃疡、胃炎或食管炎、肾功能损害或结石、结核病者应慎用糖皮质激素。有严重的精神病史、活动性胃及十二指肠溃疡、新近胃肠吻合术后、较重的骨质疏松、明显的糖尿病、严重的高血压,未能用抗菌药物控制的病毒、细菌、霉菌感染者都不宜用糖皮质激素。对长期应用糖皮质激素者,应注意定期检查血糖、尿糖或糖耐量试验,尤其是有糖尿病或糖尿病倾向者,还注意检查有无白内障、青光眼或眼部感染的发生,检查血清电解质、大便隐血、血压变化等。

2.20 早期的抗过敏药物有哪些特点?

早期的抗过敏药物多指第一代抗组胺药物,它具有良好的抗过敏、止痒效果和较好的安全性,但也有嗜睡、乏力、口干等不良反应,特别是其镇静作用影响患者的日常工作、学习和生活,使其应用受限。但因其价格便宜、治疗过敏性疾病及晕动病疗效可靠,对人体各系统和器官无明显毒副反应,深受百姓接受,目前第一代抗组胺药仍在广泛使用。大家耳熟能详的药物,如"马来酸氯苯那敏"、"苯海拉明"就是第一代抗组胺药的代表性药物。应用第一代抗组胺药应注意嗜睡、镇静等副反应,因此从事精密操作或高空作业人员应当禁用,且第一代抗组胺药用量不宜过大,否则可出现中枢神经系统抑制症状。此外还需要尽可能避免与复方感冒制剂同时使用,因为许多复方感冒制剂中已含有马来酸氯苯那敏等抗组胺药,重复服用会加重其副反应,应需在医师的具体指导下使用。

2.21 新一代抗过敏药物有哪些特点?

新一代抗过敏药物多指第二代抗组胺药物,这类药物大多数作用时间较长,其抗过敏作用可维持24小时,所以只需每日口服一次药物。第二代抗组胺药物还具有另一特点,它吸收迅速,见效较快,药物不易透过血—脑屏障,因此对中枢神经系统影响较小,不产生或仅有轻微嗜睡作用,对患者的日常工作、学习和生活影响较少,因此广受医患双方的欢迎,在皮肤科临床广泛应用,尤其是对一些驾驶员、高空作业者等特殊人员及慢性病患者较为适用。任何药物都有其不良反应,应用第二代抗组胺药时要注意禁与大环内酯类抗生素或唑类抗真菌药一同使用,如红霉素、阿奇霉素、酮康唑、伊曲康唑、氟康唑等,这些药物可使第二代抗组胺药的血药浓度升高从而引起室性心律失常,此外有心脏疾病、电解质紊乱者也需要谨慎使用或者在医师指导下使用。

2.22 带状疱疹是传染来的吗?

带状疱疹又俗称为"蜘蛛疮",是由水痘-带状疱疹病毒感染引起的一种病毒感染性皮肤病。人群初次感染这种病毒后,经呼吸道黏膜进入血液,形成病毒血症,在临床上表现为"水痘",但大多数人感染后并不出现水痘,而形成隐性感染而成为带病毒者。此种病毒为亲神经性,在侵入皮肤感觉神经末梢后可沿着神经移动到脊髓后根的神经。当宿主的细胞免疫功能低下时,如疲劳、感冒、发热、大病后或老年人体质虚弱时,病毒又被激发,致使神经节发炎、坏死,再次激活的病毒可以沿着周围神经纤维移动到皮肤,发生疱疹和神经痛。由于带状疱疹是人感染水痘-带状疱疹病毒引起,所以具有一定的传染性,家庭里有小儿或年老体弱者需防范感染此病毒,要做到对患者进行隔离,保持室内空气流通。

2.23 带状疱疹表现如何?为什么患者会感到疼痛?

带状疱疹初起时局部皮肤呈现不规则或椭圆形红斑,数小时后在红斑上发生成群的小水疱,皮损可逐渐增多并形成大疱或血疱,多伴有局部疼痛、烧灼感,也可伴有低热、乏力等症状。成群的水疱在身体呈单侧、带状分布,一般不超越体表中线。数日后,疱浆混浊而吸收、结痂。老年患者的病程常为4~6周,有超过8周者。本病以胸腹或腰部带状疱疹最为常见，约占70%，面部三叉神经带状疱疹约占20%。60岁以上的老年人三叉神经较脊神经更易罹患，且症状较年轻人严重，可累及眼睛，严重者可导致视力下降或失明，如病毒入侵膝状神经节可出现外耳道或鼓膜疱疹，表现为面瘫、耳痛及外耳道疱疹三联征。带状疱疹病毒为亲神经性病毒，极易侵犯和破坏神经，造成神经的炎症、水肿和坏死，产生剧烈的神经痛。一般情况下，带状疱疹所引起的急性期神经痛会在皮肤症状痊愈后1个月内逐渐消失，但少数患者可持续3个月以上，此类患者就被诊断为带状疱疹的后遗神经痛，多发生于老年患者，疼痛可能存在数月以上。

2.24 为什么强调带状疱疹的早期发现和尽早治疗？

带状疱疹是由亲神经性的水痘-带状疱疹病毒感染引起，可引起受累皮肤发生水疱和神经损伤，但皮肤症状和神经症状不一定同时表现出来，可能先出现神经疼痛后发生水疱，或先出现水疱后产生神经疼痛。90%的患者在出现水疱之前可仅有神经痛，这个阶段临床上极易误诊。根据发生神经痛的部位不同，误诊亦不同，如胸部的带状疱疹可误诊为气胸、心绞痛，上腹部带状疱疹误诊为胃痛、胃溃疡、胰腺炎、胆囊炎或肝区疼痛等，右下腹部带状疱疹误诊为阑尾炎等。误诊会延误病情，会错过带状疱疹的最佳治疗时机。先出现水疱后产生神经疼痛者，容易使患者产生麻痹，忽视对带状疱疹的重视，亦会错过最佳治疗时机。带状疱疹治疗的最佳治疗时机，一般要在72小时之内用抗病毒药物。但不是说过了这个时间就不需要抗病毒了，而是尽可能地在早期用药治疗，否则，神经就易受到病毒的侵犯，造成神经炎症、水肿和坏死。

2.25 带状疱疹的治疗策略有哪些?

带状疱疹是病毒性疾病,早期的抗病毒治疗尤为重要。对水痘-带状疱疹病毒最为有效的成分是阿昔洛韦,但该药物口服后在胃肠道中被大量灭活,生物利用度低,达不到预想的疗效,加大该药的使用剂量又担心增加肝脏的代谢负担。静脉使用阿昔洛韦效果较好,但需严格控制静脉给药的速度,防止药物在肾小管形成结晶,引发急性肾衰竭,所以老年人使用须慎重。目前,多采用伐昔洛韦来治疗带状疱疹,该药口服后被人体吸收,转化为阿昔洛韦而发挥抑制病毒的作用,同时较少有肝、肾副反应。由于带状疱疹病毒侵犯和破坏神经,所以需要使用一些营养神经药物,促使神经修复,如维生素B_1、维生素B_{12}、谷维素等。早期局部氦氖激光和微波照射治疗很重要,它可促进皮损干涸结痂,有助于缩短病程、减轻疼痛,预防带状疱疹的后遗神经痛发生。对疼痛明显,严重影响工作、生活者,可以适当服用一些止痛药。

2.26 烦人的复发性单纯疱疹能根除吗?

单纯疱疹是人类单纯疱疹病毒所致的病毒性皮肤病,皮损好发于皮肤黏膜交界处,如口周、唇缘、眼睑和外生殖器等部位,表现为局部皮肤密集成群、针尖大小的水疱,破溃后形成浅溃疡,自觉瘙痒或有灼热感,可反复发作,对于频繁发作的患者称为复发性单纯疱疹。初次感染单纯疱疹病毒后,病毒潜伏于感觉神经节,当机体抵抗力下降,病毒就开始复制并沿神经纤维移行至皮肤黏膜而发病。人体感染后,体内会产生特异的体液免疫力和细胞免疫力反应,这些免疫力能阻止病毒在体内的扩散侵害,免疫功能正常者感染后大多局限于皮肤黏膜表层,免疫功能低下者可出现病毒的血行播散。目前尚不能彻底地清除细胞内潜伏的病毒,也不能根除单纯疱疹复发,但在日常生活中注意保持良好的生活习惯、合理的营养饮食、适当的体育锻炼、戒酒戒烟、减少上呼吸道感染、避免过度劳累,可以减少单纯疱疹复发的次数。

2.27 老年人为何易发病毒性疣?

病毒性疣是由人类乳头瘤病毒感染皮肤黏膜所引起的良性赘生物,主要经直接或间接接触传播。乳头瘤病毒通过皮肤黏膜的微小破损进入细胞内进行复制,形成上皮细胞的异常分化和增殖,引起皮肤疣状赘生物。病毒性疣的发生和病程与机体的免疫力有关,尤其是人体的细胞免疫功能。随着年龄的增长,老年人皮肤变薄、脆性增加,皮肤的屏障保护功能减弱,对病毒的抵御能力下降。另外老年人多从事家务劳动,手长期浸泡在水中,使皮肤组织间隙增大,加之老年人多患有手足癣、湿疹等皮肤病,也易造成皮肤破损或不完整,增加乳头瘤病毒感染机会,所以老年人易发生病毒性疣。

2.28 跖疣是不是平时所说的"鸡眼"?

跖疣和鸡眼完全不是一回事,跖疣是由乳头瘤病毒感染所引起足底部位的病毒疣,鸡眼是特指足小趾外侧、足跖前中部、趾趾之间由于反复的机械性摩擦刺激,局部皮肤对损伤的保护性反应而引起皮肤局限性增厚。跖疣多表现为圆形灰黄色角化斑块,中央凹陷,表面粗糙无皮纹,外周有角化环,用刀片或剪刀修理时易出血。因为病毒具有传染性,往往足底可多发或形成镶嵌疣,挤捏时可有明显疼痛。鸡眼表现为圆锥形角质栓,外围透明黄色环,表面光滑,一般为单发,站立或行走时局部受压产生疼痛。对于跖疣需积极治疗,避免病毒传染引起更多损害;鸡眼则需穿着宽松、软底鞋子,定期用温水浸泡足部后修剪患处以缓解疼痛。

2.29　对病毒疣都有哪些治疗方法?

病毒疣是指感染乳头瘤病毒所引起的一组增生性良性增生物,根据病毒疣的临床表现及发病部位,临床上分为寻常疣、扁平疣、跖疣及尖锐湿疣。扁平疣较少发生于老年人,其他类型疣多采用局部药物治疗和局部物理治疗。无论哪种疣的治疗都取决于疣的临床类型、数目、大小、解剖部位、患者健康和耐受情况、治疗方法的安全性和有效性等。药物治疗包括局部外用5%氟尿嘧啶软膏、3%酞丁胺霜、0.1%~0.3%维A酸软膏等,但患者依从性差、疗效有限、副反应较多。局部物理治疗包括液氮冷冻、微波治疗、电离子电灼、CO_2激光治疗,这些方法主要通过超低温破坏病变组织或高温切割、汽化、凝固、烧灼疣体组织来达到治疗目的。这些方法操作简单、见效快,但存在创伤和创面感染的可能,易留瘢痕。光动力治疗是近年新兴的一种治疗方法,通过光动力效应产生的单态氧和自由基来损伤和破坏病变组织,具有安全有效、副反应少、不留瘢痕等优点,已广泛应用于尖锐湿疣的治疗。

2.30　烦人的毛囊炎为何反复发作?

毛囊炎为金黄色葡萄球菌所引起的红色毛囊丘疹,好发于头面部、颈部、臀部及外阴等部位，老百姓形象地将发际处毛囊炎称为"发际疮"、发生在胡须处者称"须疮"、发生于臀部者称"坐板疮"等。起初为红色毛囊性尖顶丘疹，数天内中央出现脓疱，周围有红晕，有疼痛感，脓疱干涸或破溃后形成黄痂，常多处发生、复发发作、迁延难愈。反复发作者，称复发性毛囊炎。毛囊炎反复发作与很多因素有关，如患处皮肤有丰富毛囊皮脂腺结构，局部皮肤容易油腻、污浊和毛囊堵塞，易于继发细菌滋生形成毛囊炎。局部皮肤经常摩擦刺激、毛发的牵拉和皮肤的反复搔抓刺激，局部经常接触焦油类物质或使用糖皮质激素药膏，老年人免疫力低下或有糖尿病等慢性病史等都可诱发毛囊炎发生和反复发作。

2.31 为何要重视"流火"的复发和治疗？

丹毒俗称为"流火"，是由乙型溶血性链球菌感染，累及真皮浅层淋巴管的炎性皮肤病。如果皮肤疾患长期存在造成皮肤不完整或治疗不及时、不彻底可致病菌潜伏于淋巴管内，一旦条件成熟就可引起复发。若在某处多次反复发作，可引起局部皮肤淋巴管受阻、淋巴液回流不畅，日久受累组织肥厚形成象皮肿。对于反复发作的丹毒一定要仔细寻找原因和治疗原发病灶，如下肢复发性丹毒患者要检查有无足癣、趾甲真菌病、小腿溃疡、下肢静脉曲张和下肢慢性湿疹；面部复发性丹毒需检查有无慢性鼻炎、牙龈炎、外耳道湿疹等；对于老年患者一定要注意有无糖尿病、慢性营养不良、慢性肝病、胃肠道功能紊乱等潜在因素。丹毒的治疗要遵循早期、足量、高效的抗生素治疗原则，控制炎症蔓延和防止复发。

2.32 如何避免老年人甲沟炎的发生?

甲沟炎是一种累及甲周围皮肤皱襞的炎症反应,表现为急性或慢性化脓性、触痛性和疼痛性甲周组织肿胀。手指受累较脚趾更常见,主要诱发因素是皮肤损伤导致甲上皮与甲板分离,化脓性球菌或酵母菌侵入甲沟和甲皱襞。急性甲沟炎常发生在受伤或轻微创伤后,伴有疼痛的甲周皮肤化脓性感染。慢性甲沟炎常由反复轻微创伤以及经常接触水、洗洁用品等刺激物和过敏物引起的皮炎,继而发生酵母菌定植或继发细菌感染,表现为近端甲皱襞痛性红斑、水肿,且甲小皮缺失,甲床损伤常导致甲板表面异常。嵌甲也是引起甲沟炎重要原因之一,嵌甲多因穿过紧的鞋或因修剪趾甲不当,趾甲侧缘嵌入甲沟而形成,可继发感染和肉芽组织增生,引起局部肿胀、疼痛。如何防止甲沟炎的发生?首先要避免局部皮肤组织的外伤,不要过短修剪甲板,积极处理嵌甲现象。日常生活中需尽可能减少接触水和洗洁用品等刺激物,做好手指皮肤的保护,避免手指甲缘皮肤潮湿、浸渍,避免脚趾皮肤的外伤和挤压,及时处理足癣等皮肤疾患和控制糖尿病等全身疾病,杜绝甲沟炎的发生。

2.33 饲养宠物也能导致皮肤病吗?

饲养猫、狗除引起常见的虫咬皮炎或由于真菌感染而引起体癣,还可能引起猫抓病和弓形虫病。猫抓病是由猫抓或猫咬伤皮肤而感染衣原体所引起的急性皮肤感染。平均潜伏期10天左右,在外伤部位出现红色丘疹、脓疱和局部触痛,可伴随局部淋巴结肿大、化脓和发热，继而皮肤出现溃疡，严重者可并发脑炎和肺炎。弓形虫病是由弓形虫引起的一种动物寄生虫病。弓形虫属于原虫类，猫、狗、猪、羊等感染后可直接发病，人为中间宿主，主要通过进食含有包囊虫的生肉或直接接触病畜粪便而感染。人感染弓形虫后，临床症状一般不明显，一旦机体免疫力下降，弓形虫便可侵害内脏和中枢神经系统。所以，人们在饲养宠物时，要做好自身的健康防护，与小动物保持一定距离，避免过度的亲密接触，加强猫、狗的定期检查。

2.34 螨虫如何致病，又存在于何处？

螨虫繁殖能力很强，一只雌虫一次可产300个左右虫体，而且一生出来便是已经成熟了的成虫。螨虫常寄生在小麦、棉花、稻草、豆类等农作物上，也可寄生于青草、树木、花卉等植物上以及鸡、鸭、狗、猫、牛、羊等动物皮毛上，同时还好生长于阴暗潮湿的墙角边、水泥地、地板缝、地毯、席子里，灰尘、粉尘以及家用空调中的过滤板等。螨虫可随风飘扬到人的皮肤上，也可与皮肤直接接触。螨虫以其口器叮螫人的皮肤，将其腺体分泌物注入人体皮肤，引起人体皮肤过敏性皮炎。螨虫皮炎好发于人体颈、胸腹、背及四肢皮肤，皮疹形态为绿豆至黄豆大水肿性鲜红色斑疹，有时皮疹中心可见一小水疱为螨虫叮咬痕迹，皮疹奇痒难忍，常使人夜不能眠。对螨虫皮炎需积极去除原因，对长期未穿衣物，需先洗涤、日晒后再穿着，不要直接使用新草席、新竹席、新毛毯、席梦思床等，使用前先用开水烫洗或喷洒市售的杀虫剂，然后再太阳暴晒。做好地毯、毛绒玩具的消毒卫生、定期清洗空调过滤板、减少在草丛或阴暗处逗留时间、遇刮风时尽量减少外出，必要时戴口罩防护,治疗上宜服用抗过敏药物和局部外用止痒药物。

2.35 疥疮如何发生? 有无传染?

疥疮是由疥虫寄生于皮肤引起的传染性皮肤病。疥虫又称疥螨,分为人疥螨和动物疥螨,人的疥疮主要由人疥螨引起。疥螨为表皮内寄生虫,雌虫受精后钻入皮肤表面角层内掘成隧道,并在其内产卵,经1~2个月排卵至40个左右死亡,卵经3~4天后孵成幼虫,幼虫爬出皮肤表面藏匿于毛囊口内,经3次蜕皮发育为成虫,从卵到成虫约需15天左右。疥螨离开人体后可存活2~3天,通过气味和体温寻找新的宿主。疥螨好侵入皮肤薄嫩处,如手指缝、腕关节、小腹和外阴部位,表现为丘疹、水疱、隧道和结节,瘙痒难忍,夜间加剧。疥疮通过接触传染,且传染性较强,集体宿舍、养老院或家庭中易发生流行,同睡床铺、共用衣被、照顾长期卧床患者甚至与患者握手等行为均可传染。老年人患疥疮主要是由于肌肤的反应能力减弱,皮损表现不典型,容易造成临床漏诊或误诊。一旦确诊疥疮应立即隔离,并煮沸消毒衣服和寝具,家庭成员或集体生活者应同时治疗。治疗以外用药为主,包括外用硫磺软膏或克罗米通等。涂药时从颈部到足部擦遍全身,特别是好发部位。要连续用药3~5天,用药期间不洗澡、不换衣,以保持药效。未愈者可间隔1周后重复治疗。

2.36 如何科学、理性地对待老年皮肤瘙痒症?

皮肤瘙痒是很多皮肤病中常见的一种自觉症状,将只有皮肤瘙痒症状而没有皮肤原发损害者称为皮肤瘙痒症。老年人皮肤变薄萎缩、腺体功能减退，油脂和汗液分泌减少，皮肤屏障不完整而使水分蒸发增多，造成皮肤干燥、粗糙，易受到外界各种因素刺激而产生剧痒，多数老人都存在皮肤瘙痒问题。平时老年人洗澡不宜过勤，寒冷季节一周洗1~2次，且水温不宜过烫，尽可能少用香皂或沐浴露，洗浴时间不可过长，洗浴后擦干皮肤要及时外涂保湿护肤品。冬季可用油脂较多的润肤霜，夏季用可用轻薄的润肤露。老年人要穿着棉质、柔软内衣，穿衣和盖被不宜过厚和过热，冬季不要整晚上使用电热毯，家里可用加湿器以改善室内干燥环境，多吃一些水果或适当服用些维生素A、E或润燥止痒药物，对于比较严重的瘙痒症患者可服用抗组胺药物止痒，外用单纯止痒药膏或短期外用糖皮质激素药膏。

2.37 为何皮肤科医生常使用糖皮质激素药物？

激素是由内分泌腺分泌的一类活性物质，有皮质类固醇、甲状腺素、胰岛素、雌激素、孕激素、雄激素等。皮质类固醇激素是由肾上腺皮质分泌的，大都由胆固醇演变而来，皮质类固醇激素分为盐皮质激素和糖皮质激素，前者主要影响人体水、盐代谢，糖皮质激素主要影响人体的糖和蛋白质代谢。糖皮质激素对维持人体健康、抵御疾病发挥着重要作用，如抗炎作用，对各类感染、过敏、物理和化学因素引起的炎症都有抑制作用，可抑制粒细胞向血管外移行，抑制炎症所导致的毛细血管扩张，稳定细胞内溶酶体膜、抑制成纤维细胞增生等。它还具有抗过敏作用，抑制巨噬细胞对抗原的吞噬和处理；促进淋巴细胞的破坏和解体，减少循环中淋巴细胞数量；小剂量时主要抑制细胞免疫，大剂量时抑制浆细胞和抗体生成而抑制体液免疫功能。它还具有抗毒素作用, 保护细胞结构, 缓和毒素反应; 具有抗休克作用, 治疗中毒性休克、心源性休克及过敏性休克等。

2.38 用糖皮质激素药物时应注意些什么?

一般来说, 只要严格地把握糖皮质激素药物的使用原则, 权衡在疾病治疗中的利与弊, 科学合理地使用激素药物还是安全有效的。但长期和大剂量使用激素可引起一些临床不良反应, 如诱发或加重感染, 诱发或加重溃疡病, 诱发高血压、糖尿病和动脉硬化, 诱发精神病和癫痫, 影响生长发育, 引起骨质疏松、股骨头坏死、肌肉萎缩、伤口愈合延缓以及满月脸、水牛背等。长期和大剂量外用高效糖皮质激素药膏也需高度注意, 无原则地盲目使用可引起皮肤红斑、脓疱、皮肤萎缩、多毛、毛细血管扩张、色素加深或色素减退、皮肤紫癜、口周皮炎、痤疮、酒渣鼻样皮炎、光过敏、加重感染性疾病, 使皮肤真菌感染难以辨认。

2.39 真菌是何物? 又怎样侵犯老年人?

真菌是一种具有真正细胞核, 没有叶绿素的有机体。真菌种类繁多、分布广泛, 根据菌落形态分为两大类: 霉菌和酵母, 其基本结构为菌丝和孢子; 根据生长特性与形态差异, 将真菌分为酵母、真菌和蕈(蘑菇), 其中对人类有致病性的真菌约有300多个种类。根据侵犯人体部位的不同, 临床上将致病真菌分为浅部真菌和深部真菌。浅部真菌仅侵犯皮肤、毛发和指(趾)甲, 而深部真菌能侵犯人体皮肤、黏膜、深部组织和内脏, 甚至引起全身播散性感染。皮肤真菌病中最常见的是皮肤癣菌病和皮肤念珠菌病。皮肤癣菌病是最常见的真菌性皮肤病，发病率极高，根据不同的发病部位可分为足癣、手癣、体癣、股癣、甲癣以及头癣等各类癣病。老年人机体免疫和防御能力日渐衰退，长时间地接触水和洗洁用品等刺激物会导致皮肤屏障功能的缺损。长期的卧床老人易使皮肤受压受潮，长期使用抗生素、激素、免疫抑制剂都使老年人容易感染真菌。皮肤癣菌在老年人中发病率很高，还可继发其他细菌感染，引发丹毒、蜂窝织炎、淋巴管炎、淋巴结炎、菌血症等，严重和广泛的真菌感染可侵犯人体各组织器官，特别是体弱多病的老年人更易被感染而威胁健康和生命。

2.40　老年人常见的浅部真菌病有哪些？怎样防治？

老年人常见浅部真菌病有手癣、足癣、体癣、股癣、甲真菌病等。一般而言，浅部真菌病以外用药物治疗为主，根据不同的病情、不同的部位、不同的皮损表现，来选用不同药物剂型。市售药品有进口或国产特比萘芬乳膏、联苯苄唑乳膏、咪康唑乳膏、酮康唑乳膏等，由于不同的厂家生产，它们还有不同的商品名，如兰美抒、美克、达克宁、金达克宁等。各大医院都有自己价廉物美的自制制剂，如不同浓度的冰醋酸溶液、复方雷锁锌搽剂、复方苯甲酸涂剂等，无论选用哪种药物都必须坚持用药、持之以恒。多数抗真菌药物属抑菌药物，在皮损消退后应继续用药2周以上，只有这样才能达到彻底治疗的目的。对面部、股内侧等皮肤薄嫩处损害宜选用温和、刺激性小的制剂，对感染范围广泛，久治不愈的患者，除外用药外，可同时短程服用氟康唑、伊曲康唑、特比萘芬等药物。日常生活中内衣裤宽松、鞋袜要干燥透气，勤更换，减少皮肤皱褶部位出汗潮湿，保持局部皮肤干爽；注意个人卫生，不与他人共用鞋袜、毛巾及其他浴具,避免真菌相互传染;接触宠物后要注意手部清洁卫生;建议在医生的指导下用药治疗。

2.41 为何越来越多的侵袭性真菌感染侵犯老年人?

侵袭性真菌感染是指由病原真菌侵犯内脏器官及皮下组织所引起的深部真菌感染。正常情况下,人体完善的免疫系统能够抵御真菌感染的威胁,但老年人体弱多病,基础疾病和并发症多见,深部真菌就易于侵入人体,在组织、器官或血液中生长、繁殖,导致组织损伤及炎症反应。最易发生侵袭性真菌感染的基础疾病患病群体中,慢性阻塞性肺病占首位,其次是糖尿病和恶性血液病。慢性阻塞性肺病就是"肺气肿"和慢性支气管炎的统称,是老年人常见病和多发病。患者需较长时间全身应用较大剂量糖皮质激素和抗生素,激素药物可使免疫能力进一步降低,抗菌药物过度使用会导致细菌耐药、菌群失衡,它们都是老年人发生侵袭性真菌感染的重要原因。增强体质、控制基础疾病、合理地使用药物是减少侵袭性真菌感染的重要措施。

2.42 民间有"足癣不能治,治好会得大病"的说法,对吗?

民间确有这种说法,这种说法是极其不科学的!生活中确有个别重病患者长期卧床后足癣有所好转,大病痊愈后足癣又见复发,因而就错误地认为足癣是健康的体现,足癣好了才会得大病,有了足癣才不会得大病。实际上这种现象与真菌的生长习性有关,真菌生长需要一定湿度及温度环境,足部多汗和鞋内潮湿温暖的环境是真菌生长的温床。患病卧床后使足部干燥,脱离了真菌赖以生长的温床，不利于真菌繁殖，使足癣得到暂时缓解。病愈后对皮肤真菌感染又不加防范，不注意足部卫生，足癣就会复发。足癣与其发生的大病实际上并没有什么直接关联。

2.43 股癣有何表现，如何预防和治疗？

股癣是由于腹股沟部位的皮肤癣菌感染，特别是大腿根内侧和皱褶部位，严重者常可累及到腹部和臀部。与这些部位出汗过多、温暖潮湿，加之身体肥胖等因素使局部环境适合皮肤癣菌的繁殖生存有关。由于股癣是皮肤癣菌感染引起，具有传染性，对患者已患有的手足癣、甲癣等传染病灶应积极治疗，还需尽量避免与其他真菌感染患者或有癣病的动物密切接触，避免间接接触患者用过的毛巾、浴盆和拖鞋等。股癣患者应穿宽松衣物、避免大腿根内侧及臀股沟部位皮肤多汗潮湿，可于每次洗澡后充分擦干局部皮肤，同时外抹一些爽身粉以保持局部皮肤干爽。保持健康身材，避免过度肥胖也是预防的措施之一。患有糖尿病的老年人更需注意局部皮肤卫生和疾病预防，因为糖尿病是诱发皮肤癣菌感染的重要因素，治疗上可选用外用抗真菌药物。

2.44 为何"灰指甲"多见于老年人？

灰指甲在医学上称为甲癣，是最为常见的甲真菌病，占所有类型甲真菌病的半数以上，指甲和趾甲均可发病，趾甲更易罹患。成人出现甲真菌病的比例为6%~8%，老年人远远高于这个比例，且年龄越大，灰指甲患病率越高，症状也越严重。这与老年人免疫力低下、营养状态下降、长期患有手足癣而不医治或有糖尿病等其他基础疾病有关。灰指甲从真菌感染到甲板变形一般无自觉症状，也使许多老年人认为无事，长期不去就医，病甲就如同一个真菌的仓库，不断向外散布真菌，从一个病甲传染到更多指甲或趾甲。

2.45 老年人得了"灰指甲"应如何治疗？

虽然灰指甲多无明显自觉症状，但也有很大的危害，如灰指甲合并甲沟炎时就可出现局部红肿、疼痛。由于灰指甲具有传染性，可引起家庭成员发生手癣、足癣、体癣、股癣并相互交叉传播，所以要重视灰指甲的治疗。临床上将甲真菌病分为远端侧位甲下型、近端甲下型、全甲毁损型，对远端甲下型和浅表白甲型采用不断地修剪和外用药物是可以彻底治愈的，其他类型多需要口服抗真菌药。自20世纪末期，新型抗真菌药物的出现使甲真菌病的治疗出现了革命性的改变，这些药物进入人体后很快结合于甲板的角蛋白发挥抑制或杀菌作用，很大程度上减少了对肝脏和肾脏损伤，在医师的建议和监测下系统地应用抗真菌药物还是安全有效的。有些医院皮肤科专设甲病门诊，采取刮甲法和溶甲法去除病甲后再坚持外用抗真菌药物治疗数月，待病甲完全消除后方可停药，这种方法非常安全，深受老年人欢迎。

2.46 夏天身上长"汗斑"是咋回事？怎么预防和治疗？

"汗斑"，医学上称花斑糠疹或花斑癣，是糠秕马拉色菌侵犯表皮角质层引起的皮肤浅表感染。糠秕马拉色菌是人体常见寄居菌，发病与高温潮湿、皮肤多脂多汗、营养不良、慢性疾病及应用糖皮质激素等因素有关。好发于前胸、肩背和腋窝等皮脂腺丰富部位，皮损表现为境界清楚的浅白色、淡褐色、淡红褐色斑片，黄豆大圆形或类圆形，表面覆以糠秕状鳞屑，一般没有明显的自觉症状，夏季明显，冬季隐匿起来，如不治疗常多年持续存在。花斑糠疹的治疗重在预防，首先要避免待在湿热、不通风的环境；如遇出汗过多和衣物浸湿，应及时沐浴、更换衣物，保持皮肤干爽；避免饮酒、吃辣等刺激性饮食；外用酮康唑、咪康唑、特比萘芬乳膏治疗，连续使用4~6周；沐浴时可结合2%酮康唑香波或希尔生涂抹5分钟后冲洗；对大面积和顽固难治者可口服抗真菌药物治疗。

2.47 老年人也会得"鹅口疮"吗?

鹅口疮是指口腔念珠菌病，一般见于新生儿。表现为口腔黏膜表面灰白色膜状斑，基底潮湿发红。念珠菌广泛地存在于人体胃肠道、泌尿生殖道及皮肤上，属于人体正常菌群。当全身或局部免疫力下降，如长期、大量地应用抗生素、糖皮质激素、免疫抑制剂等，念珠菌可通过内源性、外源性途径或医源性污染而导致念珠菌肆虐，所以成年人也可以发生黏膜念珠菌病、皮肤念珠菌病，甚至全身系统性念珠菌感染。老年人由于抵抗力下降，特别是患有重病的卧床患者如不加强口腔的日常卫生护理，就很容易发生口腔黏膜念珠菌病。

2.48 念珠菌病对老年人有何危害?

念珠菌是人体正常菌群，当全身或局部免疫力下降，念珠菌就具有致病性。白色念珠菌是念珠菌病主要致病菌，正常情况下呈卵圆形,与机体处于共生状态,不引起疾病。当老年人身体由于某些因素破坏这种平衡状态就会引起致病,如机体的正常防御功能受损导致内源性感染,创伤、抗生素应用及细胞毒药物使用致菌群失调或黏膜屏障功能改变,加之糖皮质激素应用、营养失调、免疫功能缺陷等,白色念珠菌便由酵母相转为菌丝相,在局部大量生长繁殖,从而引起皮肤、黏膜甚至全身感染。根据感染发生的部位不同,临床上将念珠菌病分为三类,黏膜病变、皮肤病变和系统性感染。黏膜病变可引起口腔念珠菌病、阴道炎或龟头炎、支气管及肺念珠菌病、消化道念珠菌病。皮肤病变可引起擦烂性念珠菌病、甲沟炎及甲真菌病慢性甲沟炎、尿布皮炎、念珠菌性肉芽肿。系统性感染是念珠菌侵入内脏或血液而引起的各种病症,如尿路感染、心内膜炎、脑膜炎及败血症等。

2.49 为什么家里多人被诊断为 "丘疹性荨麻疹"?

丘疹性荨麻疹多与昆虫叮咬所致的皮肤反应有关,个别患者可能还与食物过敏、药物、感染、消化障碍和内分泌障碍有关。引起本病的节肢动物多为蚊、蚤、螨、臭虫等,还与湿热季节和阴暗潮湿的环境有关,往往同一家庭中多人同时发病。丘疹性荨麻疹表现为黄豆至花生米大,呈梭形的红色水肿性斑丘疹,中心可有水疱,部分高度敏感者可出现紧张性大疱。皮疹多成批出现,群集而较少融合,以四肢、腰背、臀部为多见,春、夏季发病多。自觉症状瘙痒剧烈,一般无全身症状。由于剧烈搔抓,可引起局部皮肤抓破而继发感染出现化脓、发热等。一般情况下皮疹数天后自行消退,可遗留暂时性色素沉着,如生活环境不加以改善,皮损就会反复发作,所以要注意个人卫生及环境卫生,消灭蚊虫、蚤、虱等,避免食用致敏食物。本病多采用局部外用药治疗,可选炉甘石洗剂或糖皮质激素乳膏外用,对继发感染者,可在局部外用药中加入抗生素,瘙痒明显者可口服抗组胺类药。

2.50 老年人为何还发冻疮,应如何防治?

冻疮是由于暴露于寒冷环境引起的局限性、红斑性炎症损害,是对寒冷、潮湿、非冰冻环境的异常炎症反应。多发生在秋冬季,尤其在温带气候地区,冬天降温急剧,并且环境潮湿,以缺少中央供暖的地区最常见。老年人多因为患者皮肤耐寒性差,加上寒冷的侵袭,使末梢皮肤血管收缩或发生痉挛,导致局部血液循环障碍,使得氧和营养不足而发生的组织损伤。好发于肢体的末梢和暴露的部位,如手、足、鼻尖、耳缘、耳垂和面颊部,表现为单个或多发的肿胀性鲜红或黯红色斑块或结节,严重者可见水疱或形成溃疡,局部可伴有瘙痒或烧灼感。机体组织对寒冷的适应能力下降在冻疮形成中起到极为重要的作用,也有部分患者因为血管先天性变异,血管狭窄导致血流不畅诱发冻疮。对于冻疮的防治,重点应放在预防,包括避免寒冷潮湿的环境,适当地增添衣物加强肢端和暴露部位的保暖,保持手足部位干燥等,加强适合自身条件的体育锻炼,或利用每天洗手、脸、脚时间,轻轻揉擦皮肤至微热,以促进局部血液循环。加强对冷环境的适应性锻炼,持之以恒使皮肤对寒冷的适应能力逐渐增强,多食高热量和维生素丰富的食物都可以预防冻疮。治疗可局部外用糖皮质激素和樟脑软膏等,若发生水疱和破溃者,可外用抗生素药膏,也可口服硝苯地平或烟酰胺等药物改善血液循环。

2.51 老年人多有手足皲裂,如何防治?

老年人易于发病与手足皮肤的生理解剖有关,手掌足底厚硬的角质层可抵抗外界各种理化因素的侵蚀,但此处无皮脂保护,在干燥寒冷的季节,皮肤过度的牵拉就会导致局部皲裂。手足皲裂表现为患处皮肤干燥、粗糙、增厚、皲裂、出血,好发于手指、手掌、手缘、足跟及足跖。老年人手足皲裂与经常接触化学性酸碱物质和有机溶剂有关,这些物质可溶解皮脂,使皮肤失去润滑保护,也与真菌、细菌等微生物的感染有关,也可能是老年人原有的鱼鳞病、掌跖角化症、角化型足癣等的伴随症状。手足皲裂的老年人在生活中还应注意饮食多样化,多吃水果、蔬菜和多饮水,适量摄入富含蛋白质的食物,保持皮肤的水分和弹性,这样也可预防手足皲裂的发生,生活中要注意洗手洗脚时避免用过强碱性肥皂、碱水及其他洗涤剂,用温水浸泡手足,浴后擦干再外用护肤品以保持皮肤湿润,防止皲裂的发生。

2.52 为什么春天易发"日光性皮炎",而不是夏季?

日光性皮炎是一种由光线引起的、发生于暴露部位的过敏反应性皮肤病。一般在暴晒后数小时内于暴露部位出现皮肤红肿,亦可起水疱或大疱。夏天的炎热酷暑,人们防晒、防暑意识很强,一般不会不加防护地长时间暴露于耀眼的阳光下。冬季阳光紫外线含量最低,春天来临,紫外线照射量骤然升高,人们对紫外线防护意识又较为淡漠,皮肤不能适应突如其来的变化,皮肤屏障未开足马力来应对耀眼的阳光,加之气候干燥,皮肤难以有效地抵御紫外线，以致出现很多皮肤问题，患病人数也逐年增多。尽管阳光照射是导致日光性皮炎的重要因素，但其他可能诱发或加重日光性皮炎的因素也不容忽视。如对各种野菜的不科学摄入，使用四环素软膏、煤焦油类制剂、补骨脂素、白芷素等光敏感性药物，经常内服四环素类、灰黄霉素、氯丙嗪、双氢克尿噻、呋塞米、氯氮卓及阿司匹林等药物，这些都会诱发日光性皮炎。对日光性皮炎的预防，可以通过经常参加室外活动或日光浴的方法，以不断增强皮肤对光线的耐受性。对于那些皮肤耐受性较差的人，可在日晒前十五分钟外搽防光剂，对已发生的日光性皮炎患者，可以采取外搽炉甘石洗剂或氢化可的松霜，口服抗过敏药物等。

2.53 对日光过敏者，在饮食方面应注意些什么？

因为有些食物和水果可诱发和加剧日光过敏，所以需要了解这类食物并加以防范。有些植物中含有诱发人体对日光过敏的光敏物质，它们可通过空气或直接接触或口服吸收到达皮肤，经日光照射后引发皮肤的光毒性反应。由植物引发的日光皮炎，医学上也称植物性日光性皮炎，如蔬菜类就有香菜、芹菜、油菜、芥菜、灰菜、甜菜、木耳、香菇、苋菜、萝卜叶和菠菜等；水果类有柑橘、柠檬、无花果等。有光过敏史或长时间户外活动者要避免食用这些光感蔬菜和水果，如食用这些光感蔬菜和水果要避免日晒或加强物理防晒，如外出打伞和外用防晒霜等。

2.54 预防日光所造成的皮肤伤害有何妙招？

避免日光伤害主要在于预防，避免长时间、过度暴露于阳光下,易出现光过敏的人更应注意少晒太阳,如以往有日光性皮炎、季节性皮炎的人,外出时要穿长袖衣服、撑遮阳伞、借助楼房和树荫来躲避阳光的直接照射等。出门前涂好防晒霜,防晒霜是防紫外线对皮肤伤害的有利工具;避免食用光敏性食物,还有螺类、蟹类、蚌类等海鲜食品都应尽量少吃或不吃。染发剂致敏也不容忽视,因为一些潜在的过敏因素或迟发性过敏反应是导致很多面部持久过敏反应的罪魁祸首,染发剂中多含有多种化学物质和光敏物质,易引起头面部直接过敏或日晒后再出现过敏反应。面部有问题或容易过敏者应尽可能远离或不用染发剂。

2.55 夏季老年人容易出现哪些皮肤问题?

夏季持续的高温、高湿度的环境会导致老年人一系列皮肤病,如夏季皮炎、各型痱子,细菌感染所致毛囊炎、皮肤疖肿,真菌感染所致花斑癣、体股癣等。夏季皮炎是夏天的多发病、常见病,主要由于持续高温、高湿、多汗所致的皮肤炎症。典型症状为发生于四肢伸侧,以两小腿胫前多见,对称发生密集的红斑、丘疹或小水疱,瘙痒明显。常因奇痒难忍而搔抓,出现条状抓痕、血痂及色素沉着。痱子因汗出不畅,小汗腺导管闭塞导致汗液潴留而形成,表现为针头大小红疹或小疱,灼热或瘙痒。根据痱子形态的不同,临床分为白痱、红痱、脓痱和痱疖,湿热的体表环境还可以继发细菌和真菌的感染。所以,在炎热的夏天,老年人最好穿棉麻或真丝等纯天然、透气衣裤,可经常用温而偏凉的水清洗,切忌为了止痒而用热水烫洗患处。夏天要多喝水,尽量多待在阴凉通风的地方,避免频繁外出,外出要使用黑色遮阳伞遮光,也可以使用空调降温和除湿,但空调温度不可过低,以舒适为度。腋窝和腹股沟等皮肤皱褶处可使用痱子粉或爽身粉，以保持皮肤干爽。

2.56 防晒霜上面写的"SPF"、"PA"是什么意思？如何选用？

阳光中所含紫外线中95%属长波紫外线（UVA），只有5%是中波紫外线(UVB)，但对人体形成伤害的主要是UVB，它可引起皮肤晒伤、光敏、老化和肿瘤。UVA可持续存在于整个白天，而UVB仅在中午时分为高峰阶段。SPF（Sun Protection Factor），即防晒指数。PA（Protection Factor of UVA），是目前国际上广泛采用的表示防晒用品所能发挥防晒效能高低的指数。SPF是对UVB防护功效的评价指标，PA评价UVA的防护指数。目前，新型防晒霜多为广谱防晒剂，可同时高倍防护 UVA和UVB的辐射。在购买防晒霜时，不是SPF数值越高或PA的"+"号越多就越好，要根据自己所处环境，要具体情况具体分析，适度变化使用。若平常只是在上下班路上晒到太阳，而工作多数处于室内，则选择SPF15的防晒霜；若出去游玩，一直处于户外环境，晒太阳时间较长应该选择SPF30的防晒霜；若夏天户外或海边游泳，就必须使用SPF30以上的防晒霜。因此，防晒系数选择不对就可能造成晒伤，另外，防晒霜要在日晒前20分钟就涂抹，需隔几个小时就要增补一次。

2.57 染发前做了过敏试验，怎么还会过敏？

染发过敏是变态反应性接触性皮炎的一种特殊类型，患者多使用染发剂后头皮出现红斑、水肿、糜烂、渗出，而后悔不已、叫苦不迭。染发剂中有一种叫苯二胺的化学物质极易导致皮肤接触过敏。接触性皮炎多属第Ⅳ型变态反应，也叫迟发型变态反应。初次接触某过敏原后并不立即发病，而是经过4~20天的潜伏期，使机体先致敏，当再次接触这种过敏原后就会在12~48小时发生皮炎。所以，很多人在美发店染发前，为防止染发过敏，先让使用者在耳后或前臂上涂上染发剂来观察有无过敏反应，观察没有反应时就开始大胆地使用，结果恰恰中了染发过敏这个"圈套"。

2.58 手湿疹为何多发，却难以治疗？

手湿疹是指局限发生于手部的湿疹，临床上十分常见，这主要与手每天要接触各种物质有关，所以病因复杂。除自身的内在过敏性体质外，与外在因素、日常生活以及从事的职业有关。如长期从事家庭的洗衣做饭，每天接触肥皂、洗洁精、洗手液等洗洁用品；美容美发工作者长期接触各种洗发、烫发、染发液物质；化工职业长期接触某些化学物质如铬、环氧树脂等；还有一些特殊职业者，如建筑工人、橡胶工人、渔业工人、医务人员等都与所从事职业接触的物质有密切关系。手湿疹可有发生于手掌部位的角化性湿疹，也有发生于手掌、指部或侧缘部的汗疱疹样湿疹，以及好发于手背部的盘状湿疹。对待手湿疹的治疗，首先应去除各种外界诱发刺激因素，否则治疗就难以奏效。

2.59 何种原因会导致难以捕捉的"风疹块"？

"风疹块"在医学上叫荨麻疹，是指多种不同原因所致的一种皮肤黏膜血管反应的过敏性疾病。临床表现为时隐时现、边缘清楚的红色瘙痒性风团，单个风团常持续不超过24小时，消退后也不留

任何痕迹。所以许多患者在就医时，医生并看不到患者所发生过的损害。荨麻疹病因复杂，约3/4患者根本找不到原因，尤其是慢性荨麻疹。常见的发病原因可能与以下因素有关，如鱼、虾、蛋类、奶类、肉类等食品，儿童所食蛋白如在未被彻底消化之前以胨或多肽形式吸收就可引起荨麻疹；老年人勤俭节约，喜欢吃剩饭剩菜，这类食物多含腐败物所分解的多肽，如碱性多肽是组胺释放物，常会引起荨麻疹；另外食物中的色素、调味剂、防腐剂也可引起荨麻疹。老年人用药机会多，很多药物如青霉素、血清、疫苗、磺胺、呋喃唑酮等都可引起荨麻疹型药疹；另外组胺释放剂亦可促发荨麻疹，如阿司匹林、吗啡、可待因、哌替啶、多黏菌素、奎宁、肼苯达嗪等。各种感染因素均可引起本病，如病毒、细菌、寄生虫等感染，吸入花粉、灰尘、动物皮屑、烟雾、羽毛、真菌孢子以及各种挥发性化学品，冷、热的物理刺激因素均能引起荨麻疹的发生。

2.60 药物过敏有哪些类型和特点？

药物过敏所引发的药疹又称药物性皮炎，重者可伴有内脏损害，危及生命。药疹占所有药物不良反应的25%~35%，药物不良反应可见于各临床科室，一旦发生药疹常常影响对原有疾病的处理。药疹的发病机制有免疫性和非免疫性，根据临床形态可有以下分型，如麻疹样或猩红热样发疹型、多形红斑型、固定型、剥脱性皮炎型、中毒性表皮坏死松解症型、荨麻疹型、血管炎型、光敏型、血清病样型等。不同的药疹类型也有一些共同特征，如发病前有用药史，多在治疗其他疾病过程中急骤发病，患者既往多有药物过敏史；药疹有一定潜伏期，首次用药潜伏期5~20天，重复用药则可在数分钟或数小时内发病；药疹多有前驱症状，发疹前多有发热、皮肤瘙痒、全身不适等症状;药疹多具有发病突然、皮疹对称、分布泛发、颜色鲜艳、自觉瘙痒等,可伴发热、头痛、恶心、乏力等全身症状。重症患者常伴口腔黏膜损害和肝、肾、心脏、关节及造血系统损害;停用致敏药物后,轻症者1~3周内可自愈,再次使用该药或结构类似药物可再发病。糖皮质激素等抗炎、抗过敏药治疗效果好。

2.61 哪些药物容易引发老年人药疹,如何预防?

所有药物都可能引起药疹,包括大家认为安全可靠的中草药近年也有引发药疹的报道。老年人患病和使用药物机会增加,引发药疹的风险就相应加大。最常引起药疹的药物有以下几类,如人们常用的解热止痛类药物,常引起猩红热样或麻疹样红斑、固定性药疹、剥脱性皮炎等;还有抗生素类药物,常引起麻疹样红斑、荨麻疹、血管性水肿、剥脱性皮炎等,尤其是青霉素可引起严重的过敏休克;还有安眠镇静类药物,常引起麻疹样红斑、血管性水肿、多形红斑、扁平苔藓样皮炎、固定型药疹及剥脱性皮炎。其他还有癫痫药、异种血清制剂及疫苗类、各种生物制剂等。预防药疹的发生需牢记自己以往的药物过敏史并写在病历封面的醒目处,每次就医要提醒医生避免使用这些药物;在用药过程中,一旦出现不明原因的皮疹,要高度警惕是否药物引起的过敏,及时停用可疑药物;对青霉素、血清制品、普鲁卡因等易致敏药,应先做过敏试验;尽可能减少使用上述容易过敏药物的机会、数量和种类。

2.62 老年人所患瘙痒性疾病是不是都叫老年皮肤瘙痒症?

皮肤病种类繁多,多数都伴有皮肤瘙痒症状,老年人所患瘙痒性皮肤病就包括多种皮肤病，如过敏所引发的各种皮炎湿疹、荨麻疹、药疹等，还有真菌引起的手足癣、体股癣，寄生虫及昆虫所引起的疥疮、虫咬皮炎等。判断老年人是否患了老年皮肤瘙痒症，就要观察老人有无皮损，是原发皮损还是继发皮损。原发皮损就是由皮肤病的组织病理变化直接产生的皮疹，而继发皮疹是由原发皮疹演变而来或因搔抓刺激、治疗不当引起。老年皮肤瘙痒症是指一种仅有皮肤瘙痒而无原发性皮疹的皮肤病，它多与老年人皮肤组织退化、皮肤机能减退有关。老年人皮脂分泌减少、皮肤水分大量丢失引起皮肤干燥和敏感，使其对细菌、病毒、真菌等病原微生物的防御力减弱，加之各种内外因素作用，老年人皮肤就容易产生剧烈的皮肤瘙痒，引起顽固的皮肤瘙痒症。

2.63 奇痒难忍的"痒疹"是怎么回事，如何防治？

痒疹是以小风团样丘疹、结节、奇痒难忍为特征的急性或慢性炎症性皮肤病，其致病原因比较复杂，多认为发病与变态反应有关，但也与虫咬、病灶感染、胃肠道功能障碍、内分泌失调及神经精神因素有密切关联，如单纯性痒疹、结节性痒疹等。这些患者多因难以忍受的剧烈瘙痒而肆意搔抓，甚至用锉刀等金属物直接抓挠患处，使皮损表面出现组织缺损、出血及血痂，这类患者多有精神亢奋或焦虑、睡眠差、急躁、易怒等。对"痒疹"的治疗，止痒是第一步，瘙痒控制了，皮损就会慢慢地好起来。止痒说起来容易做起来难，需要耐心地说服患者，放松情绪，不要急躁，积极地配合治疗，切勿搔抓。对有神经精神症状者，可适当服用镇静催眠类药和抗焦虑药，如口服地西泮或多塞平等。对瘙痒者可口服抗组胺类药物来止痒，如赛庚啶、酮替芬、去氯羟嗪、西替利嗪等；对症状严重、皮疹广泛者,可适当给予小剂量糖皮质激素、沙利度胺、氨苯砜等,也可采用普鲁卡因静脉封闭治疗;还可外用含樟脑、薄荷脑等的复方樟脑醑等止痒搽剂、糖皮质激素软膏或曲安奈德新霉素贴膏。

2.64 街头小广告称可根治"牛皮癣",靠谱吗?

"牛皮癣"在医学上称银屑病,是一种常见的慢性炎症性皮肤病,它属于多基因遗传的疾病,可由多种激发因素而诱发,如感染、创伤、药物等因素都可能在易感个体中诱发银屑病。典型的银屑病表现为全身散在分布的红色斑片或斑块,境界清楚,上覆较厚的银白色鳞屑,鳞屑易于脱落或刮除。就现在的医疗水平,对银屑病的治疗主要是控制病情、延缓向全身发展的进程,减轻红斑、鳞屑、局部斑片增厚等症状,稳定病情,避免复发,尽量避免不良反应,以提高患者生活质量为目的。根治"牛皮癣"是完全不靠谱的,建议患者到正规的医院去就医,切莫相信街头小广告,最后落个"人财两空"。

2.65 得了"牛皮癣"应如何治疗和预防?

如果得了银屑病,医生会遵循以下治疗原则:① 正规。强调使用目前皮肤科学界公认的治疗药物和方法。② 安全。各种治疗方法均应以确保患者的安全为首要,不能为追求近期疗效而发生严重不良反应。③ 个体化。在选择治疗方案时,要全面考虑银屑病患者的病情、需求、耐受度、经济承受能力、既往治疗史及药物的不良反应等,综合、合理地选择制订治疗方案。保持良好的生活习惯、不嗜烟酒对银屑病患者都很重要。感冒、咽喉发炎常使疾病复发或加重，约有45%的银屑病患者可找到诱发感染因素，所以适当地进行体育锻炼，提高身体素质，防止病毒和细菌感染也是预防银屑病的关键。至于患者饮食的禁忌应因人而异，患者可视自己的皮肤反应而决定取舍，精神和心理因素在银屑病的发病中占有重要位置，因此放松心情在预防中也不容忽视。

2.66 为什么口腔科和皮肤科医生都能看"扁平苔藓"？

扁平苔藓是一种原因不明的慢性炎症性皮肤病。发病与自身免疫，遗传特质，某些药物因素以及精神紧张、焦虑，病毒感染，吸烟，内分泌紊乱等因素有关。典型皮损为紫红色多角形扁平丘疹，好发于四肢屈侧，也可泛发全身任何部位的皮肤和黏膜。本病可有多种不同的临床特殊类型，如色素性扁平苔藓、肥厚扁平苔藓、大疱性扁平苔藓、光线性扁平苔藓、毛囊性扁平苔藓等。本病具有特征性组织病理改变，病理检查有助于明确诊断。约有半数患者可伴有口腔、眼结膜或生殖器部位的黏膜损害，有时口腔黏膜损害可能是本病的唯一损害。这时这部分患者就会就诊于口腔科，发生在口腔损害时以颊黏膜、舌、牙龈及唇多见，为树枝状或网状白色细纹或白色斑点或斑片，可伴局部糜烂、溃疡，男性龟头黏膜、女性外阴黏膜、患者指甲或趾甲也可被累及。

2.67 红斑狼疮为何强调防日晒、防劳累、防感染？

红斑狼疮是一种累及全身多个脏器的自身免疫性结缔组织病。日晒、劳累和感染都是红斑狼疮症状加剧的主要诱因，紫外线能使皮肤表皮细胞核中的DNA变性和DNA修复缺陷；劳累则直接降低身体的免疫功能，增加感染等机会，直接和间接加重红斑狼疮的病情；红斑狼疮的发病与持续而缓慢地感染某些病毒有关。所以防日晒、防劳累、防感染是预防红斑狼疮具体和必要的措施。红斑狼疮患者需树立乐观情绪，正确地对待疾病，建立战胜疾病的信心，生活规律化，注意劳逸结合，适当休息；去除各种慢性感染病灶；避免日光暴晒和紫外线等照射。对红斑狼疮的预防和干预直接影响到疾病的复发、发展和预后，不仅可以提升患者的生活质量，有利于后续的治疗，还可延缓或减少糖皮质激素和免疫抑制剂的使用，降低这类药物的使用风险。

2.68 为何要强调皮肌炎患者体内恶性病灶的排查？

皮肌炎是具有皮炎和肌炎的自身免疫性皮肤病。强调体内恶性病灶的排查，主要是因为皮肌炎患者的恶性肿瘤并发率高，约有34%皮肌炎患者恶性肿瘤发生于皮肌炎之前，26%皮肌炎患者肿瘤与皮肌炎同时发生，40%皮肌炎患者皮肌炎先于肿瘤出现，总的并发率为29%。40岁以上患者并发恶性肿瘤可高达40%，同年龄组的男性患者的恶性肿瘤并发率则更高，可达66%左右，所以对40岁以上皮肌炎患者应高度警惕潜在的内脏肿瘤。皮肌炎患者并发恶性肿瘤较多发生于胃肠道、食管、肺、乳腺、前列腺、卵巢、子宫、肾、睾丸和鼻咽，较少见于胆囊、肝、腮腺、胸腺、扁桃体、甲状腺、膀胱、汗腺肿瘤以及黑色素瘤。针对恶性肿瘤的切除或治疗可使皮肌炎症状好转，也说明恶性肿瘤与皮肌炎之间存在密切关联。恶性肿瘤是皮肌炎发生的主要病因之一，已引起越来越多的临床医师关注。

2.69 老年人皮肤干燥与"干燥综合征"是一回事吗?

由于老年人皮肤功能的退化或生活护理不到位而出现的皮肤干燥,与"干燥综合征"并不是一回事。干燥综合征是一种主要累及外分泌腺体的慢性炎症性自身免疫性疾病,在老年人群中患病率为3%~4%,以老年女性多见。本病起病多隐匿,大多数患者很难说出明确起病时间。临床表现多种多样,病情轻重差异也较大,可有口干燥症的表现,出现口干、口腔发黏以至于讲话时频频饮水、进食固体食物时需伴水送下、夜间多因口干而起床饮水等。约50%的患者还出现多个难以控制发展的龋齿或牙齿脱落,50%患者可表现有间歇性交替性腮腺肿痛,部分腮腺持续性肿大者应警惕有恶性淋巴瘤的可能,多有舌痛、舌干、舌裂纹、舌乳头萎缩等,易发生口腔黏膜溃疡或口腔感染。另一特征表现为干燥性角结膜炎,出现眼干涩、异物感、泪少等症状,可伴有眼睑缘反复化脓性感染、结膜炎、角膜炎等。其他如鼻腔、硬腭、呼吸道黏膜、消化道黏膜、阴道黏膜的外分泌腺体也可受累,使其分泌液减少而出现相应的干燥症状。

2.70 老年人皮肤出现多数大水疱是什么问题?

老年人皮肤反复出现花生或蚕豆大水疱时,要考虑老年人易于发生的大疱性类天疱疮,它是老年人最常见的自身免疫性大疱病,常在60岁以后发病,发病率随年龄增加而患病风险加大,男性明显高于女性。它表现为在正常皮肤或红斑基础上出现水疱和大疱,疱壁紧张,直径1~4cm,疱液澄清,对称分布于肢体屈侧和躯干部,水疱破溃后形成糜烂面和结痂。有10%~30%患者可有口腔黏膜受累,50%患者外周血嗜酸粒细胞增多,大疱性类天疱疮可伴发内脏恶性肿瘤,这可能与患者的高龄使患肿瘤风险增加有关。因此,建议对患者做一些相关的肿瘤指标筛查和全身体检以排除肿瘤因素。有些药物也可诱发本病,如利尿药、镇痛药、D-青霉胺、抗生素、碘化钾等,需详细询问患者用药史,以排除药物诱发的可能,因为及时停药可使这些患者很快好转。

2.71 老年人小腿为何多有密集的瘀点?

有些老年人小腿容易出现密集的小瘀点,不痛不痒,时间一长就会转变为淡褐色斑点而慢慢吸收,但仍不断有新的瘀点发生。这有可能是患了色素性紫癜性皮肤病,这种病有三种类型,即进行性色素性紫癜性皮病、毛细血管扩张性环状紫癜、色素性紫癜性苔藓样皮炎。本病的治疗效果不太明显,所以不可操之过急,需注意日常避免长时间站立,经常要卧床和抬高下肢休息,口服维生素C、芸香苷、抗组胺类药物等。局部短期应用一些糖皮质激素药物,有一定疗效,系统应用糖皮质激素疗效较好,但停药易复发。

2.72 老年人手背和前臂易出现大片的瘀斑,是咋回事?

这是一种易于发生于老年人的慢性皮肤紫癜,年龄越大,发病的机会也越高,多见于60岁以上老人,被称为老年性紫癜。其发病机制主要与皮肤、皮下组织及血管壁本身因素有关。随着年龄的增长,老年人的皮肤就会发生退行性变,皮肤组织中的胶原、弹性蛋白逐渐消失,皮下脂肪组织萎缩、松弛,使小血管周围失于支撑，血管脆性增加，当小血管受到压迫和牵拉时易破裂出血导致局部出血倾向。出血斑直径为1~4cm，多在轻微外伤后出现，常见于暴露部位，如手背、前臂及小腿等处，呈现深红色或紫红色瘀斑，紫斑常持续数周后自行缓慢吸收。伴有营养不良或高血压病的老年患者临床出血症状可明显一些。

2.73 下肢出现多数疼痛性结节是何问题？该怎么办？

下肢出现多数疼痛性红色结节多是患了"结节性红斑"，结节性红斑是以皮肤血管炎和脂膜炎为病理基础，以下肢疼痛性结节为临床特点的一种皮肤病。其发生与感染、药物、变态反应有关。发病前可有咽痛、发热、乏力及肌肉关节疼痛等前驱症状，皮损多突然出现，表现为鲜红色蚕豆或更大的皮下结节，数目不定，压痛明显，皮损好发于小腿伸侧，偶可累及四肢及躯干。急性期患者需卧床休息，抬高患肢。饮食方面给予高热量、富营养、易消化的流质或半流质饮食，以保证充足的营养和热量。药物治疗以非激素类抗炎剂治疗为主，病情较重者给予皮质类固醇激素口服，伴有感染者可应用抗生素。

2.74 老年人面部为何容易出现干燥脱屑？

老年人面部出现干燥脱屑，多因日常生活中不注意保养皮肤，没有每天在洗完脸后外涂保湿、护肤用品。另外，老年人，特别是男性，在皮脂溢出较多的面部易发生一种慢性炎症性皮肤病，即脂溢性皮炎。脂溢性皮炎的发生与皮脂溢出体质、糠秕马拉色菌感染、精神、饮食、嗜酒等因素有关，如果这些患者不加限制吃多糖、多脂食物以及刺激性食物,不注意生活起居的规律,就容易出现面部皮肤问题。如已出现症状,可短期应用一些复方抗真菌制剂,待症状控制后停药,再改用护肤乳膏或维生素E乳膏,长期使用就可以预防皮肤干燥。

2.75　小腿"胫前黏液性水肿"是啥病?

胫前黏液性水肿是黏蛋白沉积而引起的小腿胫前水肿性斑块,其发病与垂体分泌的长效甲状腺刺激因子或其他甲状腺刺激因素有关,多伴有甲状腺功能亢进。皮肤表现为胫前圆形、卵圆形或不规则形状的坚实水肿性斑块或结节,压之无凹陷,边界清楚,呈正常肤色、淡红色或棕褐色,表面凹凸不平,毛囊口扩张呈橘皮样外观,皮损处常有多汗及增粗的毳毛。开始时常为单侧受累,可逐渐扩展为双侧胫前。对小面积和局限性皮损可局部外用或注射糖皮质激素,全身治疗主要是治疗原发的甲状腺疾病,部分患者在控制甲状腺功能亢进(甲亢)后症状可自行缓解。

2.76　老年人为何容易出现特殊的体味?

随着年龄的增长,中老年人身上可能会产生一些特有的体味变化,这种体味类似于烂菜叶、烂水果发出的腐烂味或类似于油脂类被氧化后所产生的气味。这多是由于老年人行动不便、穿着过多、洗浴不及时、房屋不通风等所带来的较差个人卫生状态造成的。还有一些特殊的"体味"需要留意,它可能与老年人所患慢性疾病有关,如糖尿病患者病情严重时,大量脂肪在肝脏内氧化而产生酮体就会带有烂苹果味;患有慢性肾炎或肾病的患者,病程进展到肾衰竭阶段就会产生难闻的尿臊味；肝脏功能受到严重损害会出现肝臭味；口腔不卫生引起的牙龈肿痛或患有功能性消化不良、慢性胃炎、消化性溃疡、幽门螺杆菌感染等可引起口臭。

2.77 为什么老年人也会得"白癜风"？

白癜风是一种常见多发的色素性皮肤病，以皮肤黏膜出现局限性或泛发分布的色素脱失性白斑为特征，好发于暴露与摩擦部位皮肤，如面部、颈部、手背及前臂、腰腹、骶尾部、肘膝关节等部位，也可累及口唇、外阴、龟头及包皮内侧黏膜。约1/5的患者有家族史。白癜风发病率很高，在中国大约每百人中就有1~2名患者，虽然半数以上的患者在20岁以前就开始出现皮损，但白癜风可见于任何年龄段，也包括老年人。

2.78 外阴发生白斑，也是"白癜风"吗？

白癜风可以发生于外阴皮肤和黏膜部位，但外阴发生白斑不一定都全是白癜风，因为外阴白斑只是一种皮肤色素减退或色素脱失的临床表现，它可以由多种疾病引起，需加以鉴别。如硬化性萎缩性苔藓就是发生于绝经期后老年妇女的外阴部及肛门周围的白色或象牙色白斑，形态呈哑铃状，局部皮肤逐渐发硬而缺乏弹性，最后发生皮肤萎缩，约有10%的病例可发生鳞状细胞癌。还有一种发生于绝经期后妇女的外阴黏膜白斑，它与雌激素水平降低、维生素及营养物质缺乏有关，表现为外阴皮肤或黏膜局限性白斑，伴表面角化过度。它曾被认为是癌前病变，现认为多数是良性病变，仅极少数为癌前病变。外阴湿疹和局限性神经性皮炎也可引起外阴皮肤的色素减退性白斑,对于外阴发生的白斑还是需要鉴别诊断,区分对待。

2.79 能吃能喝就能保证皮肤营养不缺乏吗?

能吃能喝并不能保证皮肤营养不缺乏,一是能吃能喝不能保证营养的均衡;二是老年人多有胃肠功能减弱和营养吸收障碍;三是老年人多有偏食和患有慢性消耗性疾病等。这些因素都可能导致老年人皮肤营养的缺乏,出现皮肤干燥、脱屑、色斑、皮肤缺乏光泽和弹性、血管脆性增加,易感疲劳倦怠、记忆力减退,易患口角炎、口腔炎、甲营养不良及皮肤外伤等。所以,老年人需注意营养膳食的摄入,增强机体的抗病能力和加强皮肤方面的日常护理,才能减少由于皮肤营养的缺乏而导致的皮肤疾患。

2.80 "肉样瘤病"是什么病,有何表现?

肉样瘤病也叫结节病,结节病是一种多系统受累的肉芽肿性疾病,可累及皮肤和许多内脏器官,如肺、纵隔及周围淋巴结、指趾骨、心肌、中枢神经系统、肝、脾、肾、眼及腮腺。根据临床特点分为皮肤型和系统型两大类。皮肤型结节病表现为丘疹、结节、斑块及肿瘤等多种形态,好发于面、颈、肩背和臀部,皮损为红色或紫红色,浸润明显、质地较韧,可融合成大斑块。系统型结节病可有肺门淋巴结肿大、浅表淋巴结肿大、肝脾肿大、关节炎、虹膜炎、葡萄膜炎等。目前对结节病无特殊疗法,糖皮质激素治疗效果较好。

2.81 老年人颈部常出现许多 "小肉赘"，要不要治疗？

颈部出现的多发性 "小肉赘"，医学上称为软纤维瘤或皮赘，60岁以上的老年人群有相当多人发生，尤其女性多见。不但好发于颈部，还多见于腋下、乳房下及腹股沟等皮肤柔软、皱褶处，表现为小米粒或绿豆大小、皮肤色或淡褐色、半球状或囊状、带蒂的赘生物。多无自觉症状，但出汗或佩戴项链等摩擦刺激时局部会有瘙痒或引起炎症。本病是一种良性皮肤疾患，又多无自觉症状，一般无需治疗。但对于多发性皮损或较大损害，影响美观或经常局部发炎者可采用电离子或激光局部烧灼等方法治疗。

2.82 身上有多个 "黑痣"，要不要紧，需不需要治疗？

黑痣，医学上称色素痣。色素痣是由于痣细胞增生并产生色素，导致皮肤、黏膜颜色改变的良性疾病。可发生于任何年龄，大多为后天出现，几乎每一个人身体上都有数目不等的色素痣，表现为黑色、黄褐色或肤色，平坦或稍隆起于皮肤表面的斑丘疹、丘疹、乳头状、囊状有蒂的损害，多无任何自觉症状。一般终身不会发生恶变，但有极少部分色素痣会发生恶性改变，成为恶性黑色素瘤。所以需观察色素痣在近期有无症状、颜色和质地改变，如有疼痛、瘙痒，体积增大、原色素痣周围出现小的 "卫星痣"，色素痣颜色发生改变，变得深浅不一、色素不均，周围有炎症性红晕或色素痣表面出现硬结或溃烂，就要及时就医，手术切除治疗。

2.83　怎样认识和对待老年斑?

老年斑又名老年疣,医学上称脂溢性角化病,多发生于老人面部,也可发生于体表任何部位。早期损害为扁平、境界清楚、淡褐色或黑褐色的斑片,表面光滑或毛糙,多无自觉症状,也不会自行消退。随年龄的增长可逐渐增大、增多,表面出现角化粗糙,呈疣状或乳头瘤状。损害通常为多发性,几乎所有老年人都有不同数目的发生。脂溢性角化病是一种良性表皮内肿瘤,一般认为不会发生癌变,也不需要治疗。但如果经常用手去抠或采用其他方式反复刺激,就会形成激惹型脂溢性角化病,疾病性质就可能发生转变。目前随着生活水平的提高,老年人也非常注重个人的生活质量和形象,希望去除老年斑使自己更加充满活力,可采用激光、电离子或手术等安全有效措施来治疗。

2.84　脂溢性角化病和日光性角化病是一回事吗?

这两种老年角化病可不是一回事,虽从病名和临床表现看似乎很相似,实际上在性质和预后方面大有不同。由于两种角化病多发生于老年人,从发生部位和临床表现都非常相像,难以鉴别,加之病程慢又缺乏自觉症状,常不被重视。脂溢性角化病是一种中老年人常见的良性表皮性肿瘤,多见于头面,也可发生于躯干、四肢,表现为界限清楚、浅褐色和深黑褐突起斑丘疹,表面粗糙,可呈疣状,一般良性经过,甚少恶变,常不需治疗。日光性角化病是一种并非少见的皮肤癌前病变,主要发生于曝光的头面部,表现为褐色角化性斑片,表面覆以不易剥离的黑褐色鳞屑。若皮损出现疣状或破溃，则提示有恶化转变鳞癌的可能。

2.85　为什么老年人身上多有白色、红色和黑色皮疹?

老年人身上容易出现多发性白斑、红色斑丘疹及黑色斑丘疹，医学上分别称特发性点状白斑、樱桃样血管瘤和脂溢性角化病。由于这类疾病好发于老年人，并随着患者年龄的递增，患病概率和皮损数目增加，被认为是与皮肤组织机能退化有关的老年性皮肤病，所以在老年人患特发性点状白斑、樱桃样血管瘤和脂溢性角化病时，又分别叫做老年性白斑、老年性血管瘤和老年疣，这类疾病多无大碍，所以老年患者也不必紧张，一般不需要治疗。

2.86　为什么老年人脸上容易有黄色小斑点?

老年人特别是男性老年人脸上容易出现多个、散在分布的圆形、直径在2~3 mm之间的黄色或浅黄色丘疹，略高出皮肤，有时中央常有凹陷性小脐窝，凹陷内可有角质充填，皮损无自觉症状，以额部和颊部多见。这些患者多数在年轻时皮肤油腻、易发毛囊炎或长"痘痘"。这是由于老年阶段皮肤变化，即皮脂腺增生，腺体、导管和管腔良性的增生和增大所致，医学上称老年性皮脂腺增生，又称老年性皮脂腺痣或腺瘤样皮脂腺增生。一般不需要治疗，如患者有要求可采用激光或手术治疗。

2.87　身上长了脂肪瘤怎么办? 有无生命危险?

体表脂肪瘤主要来源于皮下脂肪组织，由分化良好的脂肪组织构成。脂肪瘤多见于背部、臀部及四肢,常为单发或多发。多发性损害一般瘤体较小,脂肪瘤生长缓慢、表面皮肤正常,触摸时可感觉瘤体境界清楚、质地柔软,有分叶状,挤压时有压痛感。一般无任何自觉症状。由于脂肪瘤属良性皮肤肿瘤,不会对全身健康造成影响,更不会危及生命,所以在明确诊断后一般不需要处理。对单发、较大、有不适感的脂肪瘤患者可进行手术切除。

2.88 人的头上也会长"犄角"吗?

许多动物的头上会有犄角,它是某些动物物种的特征标志和进攻利器。有些老年人头皮、面部,甚至在眼睑、颈部、前臂、手背等曝光处或男性的龟头部位也会出现类似的"犄角",表现为上述部位出现单发,较少为多发,直径2~30 mm,小如牙签尖、大似"獠牙"或"羊角"的"犄角",呈弯钩状或直挺,表面光滑或粗糙,质地坚硬如甲板,基底较宽呈石墩状,无自觉症状。医学上称为皮角,是一种皮肤癌前病变。多见于经常日晒的老年人或在其他皮肤病基础上发生,由于皮肤癌前病变的长期存在可进一步发展为鳞癌,因此对于老年人所发生的皮角,应予以积极治疗。

2.89 鲍恩样丘疹病也是癌吗?

鲍恩样丘疹病主要侵犯外阴及外生殖器部位,表现为多发性肉色至黑褐色,单发或多发性扁平丘疹,境界清楚,表面呈天鹅绒外观或轻度角化呈疣状,类似尖锐湿疣的疣体。男女均可发生,虽然多见于年轻人,但老年人也可发生。过去认为它只是一种临床上呈良性表现,组织学呈恶性表现的少见皮肤病。近来研究发现,本病与高危型人乳头瘤病毒16型和18型高度相关，是一种原位鳞癌，具有发生鳞状细胞癌的倾向，且女性患者常与宫颈癌的发生有关。目前，人乳头瘤病毒感染率逐年增高，鲍恩样丘疹病也变得并不少见，需要医生和患者高度警惕，及早诊治。

2.90 鲍恩病与鲍恩样丘疹病是一种病吗？

鲍恩病与鲍恩样丘疹病不是同一种病，但由于其病理组织表现与鲍恩病几乎完全一致，故叫"鲍恩样"丘疹病。本病以年轻人多见，少见于老年人，皮损发生部位主要集中在外阴和生殖器部位。所以，二者在临床表现上还是区别蛮大的，但都可采用手术等方法治疗。手术存在组织创伤性大、易造成组织瘢痕和结构缺损的缺陷，因此也可选用新兴的光动力治疗，其优势是安全有效、对组织结构有很好的保护作用，适合于老年人或无法手术的患者。

2.91 为什么老年人头面部易发"基底细胞癌"？

基底细胞癌是一种源于皮肤或皮肤附属器基底细胞的低度皮肤恶性肿瘤，多发生于肤色较浅的老年人头面部位。日光中的紫外线可侵害人体，长期过度的紫外线照射会导致人体细胞内DNA损伤，并使其修复能力下降或丧失，从而导致基底细胞癌的发生。随着空气污染的日渐加剧，地球上空的臭氧层变薄，导致过多的紫外线直接照射于地球表面，如果人们不加强防晒意识，就容易被紫外线伤害。紫外线所造成的人体细胞内DNA损伤和修复能力的下降是一个长期和慢性的积累过程，当损伤达到一定程度后，肌肤对损伤的细胞无法进行修复，细胞就发生突变从而引发皮肤癌，所以老年人比年轻人更容易发生皮肤癌。

2.92 基底细胞癌与鳞状细胞癌有什么不同?

基底细胞癌与鳞状细胞癌都是好发于老年人的皮肤恶性肿瘤,但两者在肿瘤的来源、临床表现和预后等方面都有所不同。基底细胞癌是由多潜能基底样细胞异常增生而形成,可向表皮或皮肤附属器分化,生长缓慢,极少发生转移。鳞状细胞癌是表皮或皮肤附属器的一种恶性肿瘤,常发生于某些皮肤改变的基础之上,如日光性角化病、慢性放射性皮炎、慢性溃疡、瘢痕等,鳞状细胞癌的恶性程度较基底细胞癌高,易发生转移。

2.93 为什么有的 "阴囊湿疹" 治疗后没有效果?

阴囊湿疹是一种常见的、局限于阴囊部位皮肤的湿疹类型,多有瘙痒剧烈,容易复发,多数患者经对症治疗都能取得良好疗效。如果所谓的 "阴囊湿疹" 长期治疗后没有任何疗效,就要考虑诊断是否存在问题,是否存在误诊。因为阴囊部位还可能发生与 "阴囊湿疹" 皮损极其相似的其他皮肤疾患,如乳房外Paget病、增殖性天疱疮、家族性良性慢性天疱疮等。特别是乳房外Paget病多只有阴囊损害,更易与阴囊湿疹混淆,所以乳房外Paget病也叫湿疹样癌,它好发于男性阴囊及周围皮肤,表现为湿疹样外观,如红斑、糜烂、渗出或结痂等,无瘙痒或瘙痒程度较轻,这一点与真正的阴囊湿疹有所区别。另外,皮损长期存在而形态变化起伏不大,按照湿疹治疗原则治疗无效也是鉴别要点。如排除湿疹而确诊为乳房外Paget病,就需积极地采用手术等方法治疗。

2.94 "恶黑"听起来很吓人，真的很严重吗？

平时说的"恶黑"在医学上称恶性黑色素瘤，它的确是一种非常严重的皮肤恶性肿瘤，占皮肤恶性肿瘤死亡病例的90%。中国人以肢端型恶性黑色素瘤最常见，其中一半病例会累及指（趾）甲和指（趾）远端组织，另一半病例发生于掌跖等部位。肢端型恶性黑色素瘤早期多为水平增生侵袭，晚期可以形成结节垂直侵袭。中国人黏膜"恶黑"的发生率高于白种人，故要重视黏膜部位的黑斑。对于头面部反复切除仍复发的色素痣，要考虑恶性雀斑样痣的可能。一般认为直径大于20 cm的先天性色素痣恶变率很高，后天获得性色素痣直径大于5 mm、甲下黑斑大于3 mm者要提高警惕，而且发生时患者年龄越大，恶变可能性越大。对于恶性黑素瘤的治疗，最重要的治疗方法就是手术彻底切除皮损。

2.95 雀斑与恶性雀斑样痣有何不同？

雀斑与恶性雀斑样痣是两种性质完全不同的疾病，雀斑是发生于面颊部位多发性、黑褐色斑点，该病属于常染色体显性遗传，有家族史。雀斑一般在3~5岁出现，到青春期时加重，随着年龄增长有减淡的趋势。好发于面部，特别是鼻和两颊部，手背、颈与肩部亦可发生。皮损为针尖至米粒大，淡褐色到黑褐色斑点，数目不定，从稀疏的几个到密集成群的数百个，孤立不融合。无自觉症状，冬轻夏重，日晒可加重。雀斑为良性疾患，多需防晒就行了。恶性雀斑样痣常发生于60~80岁男性，几乎均见于暴露部位，尤以面部最常见。本病开始为一色素不均匀的斑点，一般不隆起，但边缘不规则，可逐渐向周围扩大，直径可达数厘米，往往一边扩大，而另一边自行消退，损害呈淡褐色、褐色，其中可伴有黯褐色至黑色小斑点。损害生长缓慢，往往历经数年或数十年，约有1/3损害可发展为侵袭性恶性黑色素瘤，所以要及时做病理确诊并彻底地切除治疗。

2.96 蕈样霉菌病是"霉菌"引起的吗？如何对待？

蕈样霉菌病是过去不科学的叫法，现在称蕈样肉芽肿，它与"霉菌"、"真菌"毫无关系，它是一种原发性皮肤T细胞淋巴瘤中最常见的类型，占所有皮肤淋巴瘤的54%。典型的蕈样肉芽肿临床表现为三期皮损，即红斑期、斑块期和肿瘤期，它临床进展缓慢，往往历经数年甚至数十年。早期表现非常类似于湿疹或银屑病损害，这会加大临床诊治难度。在确诊之前，患者往往被误诊为皮炎、湿疹、银屑病等各种皮肤疾病，常经历多次的皮肤活检才最终确诊。蕈样肉芽肿是否侵犯其他器官与皮损的类型及程度有关，局限性斑片或斑块期患者极少出现其他器官受累；泛发型斑块期患者其他器官受累相对少见；肿瘤期或红皮病型患者最易出现其他器官受累，以侵犯局部淋巴结最为常见，还可累及其他任何器官。蕈样肉芽肿的治疗需要根据病情分期、患者年龄和全身情况而定。早期蕈样肉芽肿主张采用皮肤局部治疗，系统性化疗仅用于进展期伴有淋巴结或内脏受累的蕈样肉芽肿患者。早期患者系统性应用联合化疗与仅用皮肤局部治疗相比，患者的生存期并无延长，反而过度的治疗会加大风险。

2.97 "性病"很神秘，它都有哪些危害？

"性病"在医学上全称为性传播疾病，指通过性接触为主要传播方式的一组疾病。国际上将20多种通过性行为引起的感染性疾病列入性病范畴，我国主要指梅毒、淋病、非淋菌性尿道炎、尖锐湿疣、生殖器疱疹等。性病对人体健康的危害是多方面的，感染性病后如果不能及时发现并彻底治疗，不仅可损害人的生殖器官，导致皮肤黏膜化脓、溃烂、增生恶变及不孕不育等，有些性病还可损害心脏、脑等人体的重要器官，甚至导致死亡。性病具有传染性，如夫妇中有一方患有性病，就可通过夫妻间的性生活传染给对方；或通过接触被病原体所污染的家庭洁具或其他生活用品而传染给其他家庭成员；或通过母婴途径传播给孩子。性病是危害人类最严重、发病最广泛的一种传染病，它不仅危害个人健康，也会殃及家庭、贻害后代，同时还危害整个社会。

2.98 人类乳头瘤病毒可引起哪些病？与肿瘤有关吗？

人类乳头瘤病毒对感染者有高度的选择性，人类是其唯一的宿主。它种类繁多，有引起良性组织增生的低危型和引起组织恶变的高危型，两大型还包括多种不同的亚型，随着人类乳头瘤病毒感染率的不断上升，它对人类健康的危害也日渐突出。低危型病毒可引起临床上最为常见的外生殖器及肛周尖锐湿疣等良性病变；高危型病毒与鲍恩样丘疹病、巨大型尖锐湿疣、女性宫颈上皮内瘤样病变和宫颈癌有关，甚至在部分基底细胞癌和鳞状细胞癌组织中也能找到这种病毒感染的证据。更应引起人们关注的是病毒的亚临床感染和潜伏感染,从泌尿生殖器部位上皮感染这种病毒到出现肉眼所见典型的临床损害,从毫无任何临床表现到通过组织病理检查发现病毒所引起的病理改变,从皮肤组织毫无病理改变到通过DNA检查找到病毒感染证据,可有一个宽泛的发生、发展过程。事实上,我们临床上所看到的临床损害只是受感染人群中的一小部分,绝大多数处于病毒携带者或亚临床感染的状态。

2.99 尿道口流脓,一定是得了"淋病"吗?

淋病是由淋病奈瑟菌所致的泌尿生殖系统化脓性炎性疾病,主要通过性交传染,是一种常见的性传播疾病。淋病早期会出现典型的急性淋球菌性尿道炎症状,出现尿道口红肿、有黄色脓液流出,并伴有明显尿道刺激症状,如尿频、尿急及尿痛等症状。如不及时治疗,除感染尿道外,还可引起女性前庭大腺炎、子宫内膜炎、输卵管炎、盆腔炎;男性可发生附睾炎和前列腺炎;并可经血行播散,引起菌血症、关节炎、心内膜炎、脑膜炎、肝炎等。但并非出现尿道口流脓,就确定是得了"淋病",还需要根据其他的临床表现和实验室检查才能确诊。所以还需要与非淋菌性尿道炎、非特异性尿道炎、包皮龟头炎和其他细菌、真菌等感染性所引起尿道疾病相鉴别,如由沙眼衣原体和解脲支原体感染所引起的非淋菌性尿道炎,也有尿道口流脓现象,与淋病表现相似,需区别对待。

2.100 如何看待老年人"梅毒血清学检查阳性"?

梅毒是由梅毒螺旋体感染人体而发生的常见性传播疾病,可侵犯皮肤、黏膜及其他多种组织器官,临床表现多种多样,亦可感染后多年无临床症状,而呈潜伏状态。对于梅毒的诊断需依据患者的感染史或性伴的感染史,典型或不典型的临床表现,再结合实验室检查结果,综合分析后确诊。目前,有一些老年人在例行身体检查或看其他疾病时或在住院时被检查出"梅毒血清学检查阳性",这部分"阳性者"中可能确实是梅毒螺旋体感染者或潜伏状态,但有相当一部分阳性者无梅毒任何症状和体征,配偶梅毒血清学检查均为阴性。这可能与老年人所患心脑血管疾病、糖尿病、呼吸系统疾病、胃肠道肿瘤等基础疾病或体内相关螺旋体共生有关,是诱导产生交叉抗体所产生的假阳性。虽然梅毒血清学检查是诊断梅毒的重要依据,但并非唯一标准。在老年人群中梅毒血清学检查假阳性者时有发生,远高于正常人群,且年龄越大假阳性率越高,特别是70岁以上老人。如遇老年人"梅毒血清学检查阳性",患者和家属先切莫紧张,需让医生结合全面病史和体征,综合分析后再下结论。

3

老年皮肤病求诊指南

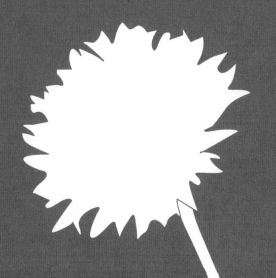

目前，各医院门诊就诊人数较多，医生在接诊每一位患者时就不可能花太多时间。所以，患者要避免扎堆在一家医院就诊，可选择其他三级或二级医院皮肤科就诊。为节约就诊时间，方便自己和其他人就医，就诊前和就诊中要做好一些准备工作，以免不必要的麻烦。

3.1 就诊前的注意事项

（1）首先要带好自己的病历和就诊卡或社保卡，事先要确定选择到哪家医院就诊？出门要采取哪种交通方式？是否需要家里其他人员陪同？

（2）了解医生在诊疗过程中可能要了解自己的疾病情况，一般情况下，医生要知道患者就诊原因和发病时间（主诉）；要详细记录患者（现病史）从发病到就诊时全过程，包括有无诱发因素、初发皮损状况、伴随的局部或全身症状、有无用药治疗情况等；过去（既往史）曾患其他系统疾病名称、诊治情况及疗效；有无药物过敏史或其他过敏史；还要了解患者的生活情况、饮食习惯等个人史以及家族中有无类似疾病或其他遗传病史。由于老年患者容易出现忘事和讲述不清楚的情况，可以事先将自己要表述的问题用笔写在纸上列出来，这样就不会遗忘和遗漏自己要表述的问题了。

（3）如果以往曾经就诊和用药治疗过，医生可能要了解您这方面情况，所以最好携带过去就诊病历和用药旧盒子等。就诊前不要外用有颜色的药物或其他物品，如甲紫溶液或带红颜色的消毒水等，避免遮盖皮损原来面貌，影响医生的判断和诊治。

（4）如果长期用药治疗，较长时间没有复诊和做检查了，要考虑这次就诊医生是否要做一些检查、是否需要空腹化验，如检查或复查肝功能就需要空腹化验等。是否已预约检查和治疗，如此次就诊需要激光或手术者，就医前最好先做好个人卫生、洗个澡，因为激光或手术后可能有一段时间伤口不能碰水，避免伤口感染。

3.2 就诊中的注意事项

（1）带好自己的病历和就诊卡或社保卡。一般情况下，如病史时间不长、病情较轻或不复杂的初次就诊，患者只需挂一般普通门诊就行，这样可能会减少就医等候时间。如果病情复杂或多经治疗效果不佳者，可考虑挂专家门诊。有些医院对有些特殊疾病还设立了专病门诊，如"甲真菌病门诊"等，您可根据自己所患疾病进行选择。

（2）进入诊室，讲述自己此次就医的主要原因，配合医生的提问或提示来回答疾病发生到就诊阶段的相关问题，一般无需讲述与疾病无关问题，按照医生的要求，配合医生做好体格检查。

（3）特别要集中精力倾听医生嘱咐的用药方法、生活上注意事项以及随访时间，必要时要做好记录，避免遗忘或错误使用药物。

3.3 就诊后的注意事项

（1）严格按照医嘱定时用药，切莫自作主张随意乱用，用药物治疗和解决瘙痒等不适，切莫用热水洗烫皮肤或使用其他硬物搔抓皮肤。

（2）一般情况下，经科学、合理和对症下药，经过一段时间的治疗，疾病会逐渐好转。这时，患者可以坚持用药直到医师嘱咐复诊时间再去就诊，如遇病情未能控制或有进一步加重趋势，患者需及时就医。

（3）保持乐观的心情和积极的心态，有利于疾病的治疗，保障充分的营养膳食和劳逸结合，有利于疾病的康复。

3.4 上海市部分二、三级医院一览表

上海各区部分二、三级医院一览表

区	名　称	地　址	电　话	网　址
宝山	复旦大学附属华山医院（北院）	陆翔路518号	66895999	http://www.huashan.org.cn
宝山	上海交通大学医学院附属第三人民医院	漠河路280号	56691101	http://www.bghospital.cn
虹口	上海中医药大学附属岳阳中西医结合医院	甘河路110号	65161782	http://www.yueyangyy.com
虹口	上海交通大学附属第一人民医院（北院）	海宁路100号	63240090	http://www.firsthospital.cn
黄浦	上海中医药大学附属曙光医院西院	普安路185号	53821650	http://www.sgyy.cn
黄浦	上海交通大学医学院附属瑞金医院	瑞金二路197号	64370045	http://www.rjh.com.cn
黄浦	上海交通大学医学院附属仁济医院（西院）	山东中路145号	58752345	http://www.renji.com

（续表）

区	名　　称	地　址	电　话	网　　址
黄浦	上海交通大学医学院附属第九人民医院	制造局路639号	63138341	www.9hospital.com
黄浦	第二军医大学附属长征医院	凤阳路415号	81886999	http://www.shczyy.com
静安	复旦大学附属华山医院	乌鲁木齐中路12号	52889999	http://www.huashan.org.cn
静安	复旦大学附属华东医院	延安西路221号	62483180	http://www.huadonghospital.com
静安	上海市眼病防治中心	康定路380号	62717733	http://www.shsyf.com
浦东	同济大学附属东方医院	即墨路150号	38804518	http://www.easthospital.cn
浦东	上海中医药大学附属曙光医院（东院）	张衡路528号	53821650	http://www.sgyy.cn
浦东	上海交通大学医学院附属仁济医院（东院）	东方路1630号	58752345	http://www.renji.com
普陀	同济大学附属同济医院	新村路389号	56051080	http://www.tongjihospital.com.cn
普陀	上海中医药大学附属普陀医院	兰溪路164号	62572723	http://www.sptdch.cn
松江	上海交通大学附属第一人民医院（南院）	新松江路650号	63240090	http://www.firsthospital.cn
徐汇	上海中医药大学附属龙华医院	宛平南路725号	64385700	http://www.longhua.net

（续表）

区	名　称	地　址	电　话	网　址
徐汇	上海交通大学附属第六人民医院	宜山路600号	64369181	http://www.6thhosp.com
徐汇	复旦大学附属中山医院	枫林路180号	64041990	http://www.zs-hospital.sh.cn
徐汇	上海交通大学附属胸科医院	淮海西路241号	62821900	http://www.shxkyy.com
徐汇	复旦大学附属眼耳鼻喉科医院	汾阳路83号	64377134	http://www.fdeent.org
徐汇	复旦大学附属肿瘤医院	东安路270号	64175590	http://www.shca.org.cn
杨浦	上海交通大学医学院附属新华医院	控江路1665号	25078999	http://www.xinhuamed.com.cn
杨浦	第二军医大学附属长海医院	长海路168号	31166666	http://www.chhospital.com.cn
闸北	上海中医药大学附属市中医医院	芷江中路274号	56639828	http://szy.sh.cn
闸北	同济大学附属第十人民医院	延长中路301号	66300588	http://www.shdsyy.com.cn
闵行	上海交通大学医学院附属仁济医院（南院）	江月路2000号	58752345	http://www.renji.com/
闵行	复旦大学附属华东医院闵行分院	春申路2869号	62483180	http://www.huadonghospital.com
青浦	上海市青浦区中心医院	公园东路1158号	69719190	http://www.qphospital.com

（续表）

区	名　　称	地　　址	电　话	网　　址
奉贤	上海市奉贤区中心医院	南奉公路6600号	57420702	http://www.fengxianhosp.com
崇明	崇明县中心医院	南门路25号	59612701	
长宁	上海市皮肤病医院	武夷路196号	61833000	http://www.shskin.com
金山	复旦大学附属公共卫生临床中心	漕廊公路2901号	37990333	http://www.shaphc.org
金山	复旦大学附属金山医院	龙航路1508号	34189990	http://www.jinshanhos.org.cn

3.5　专家门诊的预约方式

3.5.1　通过"医联网"的预约服务系统进行网上预约挂号

首先打开医联网主页（http：//www.shdc.org.cn），然后点击右上角"医联预约服务"，最后按预约挂号指南进行。

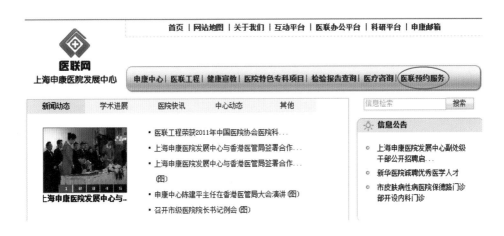

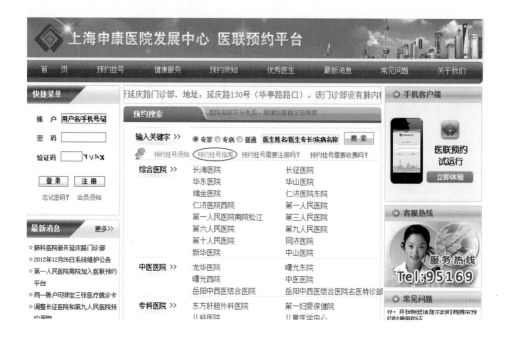

3.5.2 拨打电话95169进行预约（仅收取市话费）

预约时需要以下信息：患者姓名、身份证号码、手机号码，预约专家的姓名。复诊患者预约时还需提供医保卡或自费卡卡号。如果老人没有手机，需要家属提供手机，预约成功后就诊的相关信息以短信形式发送到手机上，凭短信挂号。就诊时还需要携带患者身份证、医保卡或就诊卡和预约时所提供的手机。

附录：复旦大学附属华东医院皮肤科专业特色

　　复旦大学附属华东医院是一所著名三级甲等综合性医院，以干部保健和老年性疾病诊疗而闻名于全国，其医风严谨、医德淳厚、医疗设备先进，深受患者信赖。华东医院皮肤科以老年皮肤病为专业特色而有别于其他医院，在老年皮肤病诊疗过程中，依据老年人皮肤生理特点和病理特征全方位进行综合考虑与分析，针对不同的患者、不同疾病、不同患病部位、不同疾病阶段或季节变化，采用不同的预防和治疗手段，制订个体化、专业化治疗方案，安全用药、微创治疗，收到显著的临床疗效和患者及家属好评。

　　老年皮肤病患者不同于其他年龄段患者，不但需要有一定的皮肤科专业知识，更需要针对老年患者的服务理念，如老年患者在叙述病情时可能会出现陈述不清、反复絮叨的情况。在医生检查过程中，老年患者可能动作缓慢，需要医生帮助和搀扶，在医生交代病情和用药注意事项时需要耐心、细致和多遍重复，直至老人明白注意事项和用药方法。只有这样，老年患者才能在整个治疗过程中准确地遵照医嘱用药，取得预想的治疗效果。华东医院皮肤科注重老年皮肤病特点和服务细节，培养具有专业从事老年皮肤科医生所具备的良好素质。在长期老年皮肤病诊疗工作中，对顽固性皮炎湿疹、老年性皮肤瘙痒症、老年皮肤真菌病、银屑病、带状疱疹、皮肤癌前病变、皮肤肿瘤等疾病诊疗中积累了丰富的临床经验，他们秉承华东医院优良的服务传统、保留传统的特色性治疗和特有的自制制剂，还设立"甲真菌病门诊"等专病门诊，引入现代皮肤科治疗理念和手段，开展各种新兴治疗手段，改变了皮肤科传统仅靠药物治疗的旧模式，大大提高了皮肤病治疗水平，使许多原来不能或治疗效果不佳的疾病得到了满意的疗效。目前，华东医院皮肤科已成为远近闻名的以干部保健和老年性皮肤病诊疗为专业特色的优势学科。

后 记

　　皮肤覆盖着人的全身,是人体抵御外来侵害的第一道防线,随着年龄的增长和外部环境的不断刺激,如果不正确的对皮肤进行护理和保养就会加快皮肤的衰老,甚至患上各种皮肤疾病。编写本书的目的就是结合生活实际,帮助广大老年朋友加深了解预防和治疗皮肤病的科学知识,减少皮肤病给老年人带来的痛苦和困扰,为促进社会的健康老龄化尽些力量。

　　本书由复旦大学附属华东医院皮肤科的专家和医师编写,编著王宏伟,参编何芳德、周群、李惠亮、吴跃申、水润英、申洁、朱荣艺、吕婷。对于他们为本书付出的辛劳表示衷心的感谢!

王宏伟

图书在版编目（CIP）数据

老年人皮肤病100问/上海市学习型社会建设与终身
教育促进委员会办公室. — 2版. — 北京：科学出版
社，2015.7
上海市老年教育普及教材
ISBN 978-7-03-044649-7

Ⅰ.①老… Ⅱ.①上… Ⅲ.①老年人—皮肤病—防治
—问题解答 Ⅳ.①R751-44

中国版本图书馆CIP数据核字（2015）第128179号

老年人皮肤病100问
上海市学习型社会建设与终身教育促进委员会办公室
责任编辑/潘志坚　陆纯燕

科 学 出 版 社 出版
北京东黄城根北街16号　邮编：100717
www.sciencep.com
上海锦佳印刷有限公司

开本 787×1092　1/16　印张 7　字数 83 000
2015年7月第二版第二次印刷

ISBN 978-7-03-044649-7
定价：26.00元

如有印装质量问题，请与我社联系调换。
版权所有　侵权必究